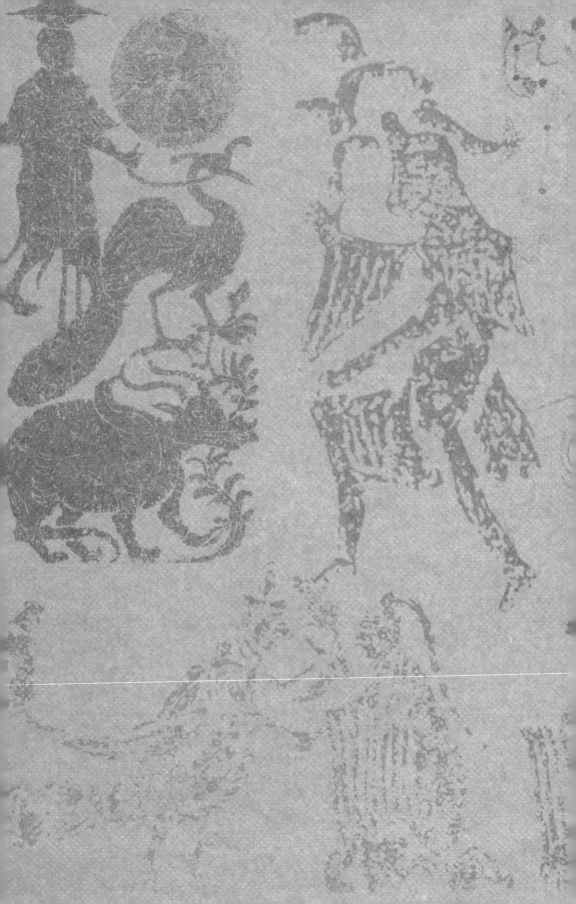

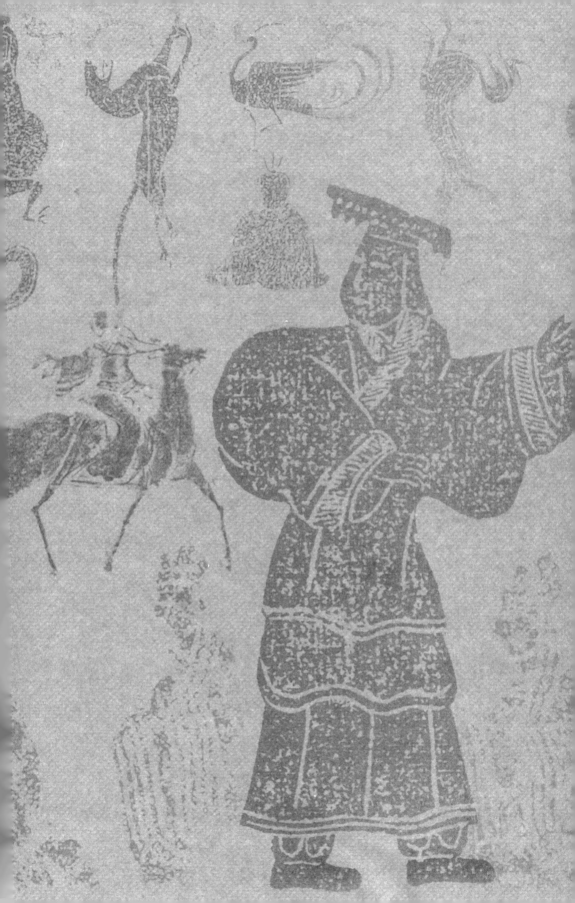

中国古医籍整理丛书

喉科杓指

清·包永泰 著

金 丽 校注

中国中医药出版社

·北 京·

图书在版编目（CIP）数据

喉科杓指／（清）包永泰著；金丽校注 . —北京：中国中医药
出版社，2015.12
（中国古医籍整理丛书）
ISBN 978 - 7 - 5132 - 2975 - 3

Ⅰ. ①喉⋯　Ⅱ. ①包⋯②金⋯　Ⅲ. 中医五官科学 - 耳鼻咽
喉科学 - 中国 - 清代　Ⅳ. ①R276. 1

中国版本图书馆 CIP 数据核字（2015）第 289967 号

中 国 中 医 药 出 版 社 出 版
北京市朝阳区北三环东路 28 号易亨大厦 16 层
邮政编码　100013
传真　010 64405750
三河市鑫金马印装有限公司印刷
各地新华书店经销

*

开本 710 × 1000　1/16　印张 9.25　字数 38 千字
2015 年 12 月第 1 版　2015 年 12 月第 1 次印刷
书　号　ISBN 978 - 7 - 5132 - 2975 - 3

*

定价　28.00 元
网址　www.cptcm.com

国家中医药管理局
中医药古籍保护与利用能力建设项目
组织工作委员会

主 任 委 员 王国强

副 主 任 委 员 王志勇　李大宁

执行主任委员 曹洪欣　苏钢强　王国辰　欧阳兵

执行副主任委员 李　昱　武　东　李秀明　张成博

委　　　　　员

各省市项目组分管领导和主要专家

（山东省）武继彪　欧阳兵　张成博　贾青顺

（江苏省）吴勉华　周仲瑛　段金廒　胡　烈

（上海市）张怀琼　季　光　严世芸　段逸山

（福建省）阮诗玮　陈立典　李灿东　纪立金

（浙江省）徐伟伟　范永升　柴可群　盛增秀

（陕西省）黄立勋　呼　燕　魏少阳　苏荣彪

（河南省）夏祖昌　刘文第　韩新峰　许敬生

（辽宁省）杨关林　康廷国　石　岩　李德新

（四川省）杨殿兴　梁繁荣　余曙光　张　毅

各项目组负责人

王振国（山东省）　　王旭东（江苏省）　　张如青（上海市）

李灿东（福建省）　　陈勇毅（浙江省）　　焦振廉（陕西省）

蔡永敏（河南省）　　鞠宝兆（辽宁省）　　和中浚（四川省）

项目专家组

顾　问　马继兴　张灿玾　李经纬

组　长　余瀛鳌

成　员　李致忠　钱超尘　段逸山　严世芸　鲁兆麟
　　　　郑金生　林端宜　欧阳兵　高文柱　柳长华
　　　　王振国　王旭东　崔　蒙　严季澜　黄龙祥
　　　　陈勇毅　张志清

项目办公室（组织工作委员会办公室）

主　任　王振国　王思成

副主任　王振宇　刘群峰　陈榕虎　杨振宁　朱毓梅
　　　　刘更生　华中健

成　员　陈丽娜　邱　岳　王　庆　王　鹏　王春燕
　　　　郭瑞华　宋咏梅　周　扬　范　磊　张永泰
　　　　罗海鹰　王　爽　王　捷　贺晓路　熊智波

秘　书　张丰聪

前　言

　　中医药古籍是传承中华优秀文化的重要载体，也是中医学传承数千年的知识宝库，凝聚着中华民族特有的精神价值、思维方法、生命理论和医疗经验，不仅对于传承中医学术具有重要的历史价值，更是现代中医药科技创新和学术进步的源头和根基。保护和利用好中医药古籍，是弘扬中国优秀传统文化、传承中医学术的必由之路，事关中医药事业发展全局。

　　1949年以来，在政府的大力支持和推动下，开展了系统的中医药古籍整理研究。1958年，国务院科学规划委员会古籍整理出版规划小组在北京成立，负责指导全国的古籍整理出版工作。1982年，国务院古籍整理出版规划小组召开全国古籍整理出版规划会议，制定了《古籍整理出版规划（1982—1990）》，卫生部先后下达了两批200余种中医古籍整理任务，掀起了中医古籍整理研究的新高潮，对中医文化与学术的弘扬、传承和发展，发挥了极其重要的作用，产生了不可估量的深远影响。

　　2007年《国务院办公厅关于进一步加强古籍保护工作的意见》明确提出进一步加强古籍整理、出版和研究利用，以及

"保护为主、抢救第一、合理利用、加强管理"的方针。2009年《国务院关于扶持和促进中医药事业发展的若干意见》指出，要"开展中医药古籍普查登记，建立综合信息数据库和珍贵古籍名录，加强整理、出版、研究和利用"。《中医药创新发展规划纲要（2006—2020）》强调继承与创新并重，推动中医药传承与创新发展。

2003～2010年，国家财政多次立项支持中国中医科学院开展针对性中医药古籍抢救保护工作，在中国中医科学院图书馆设立全国唯一的行业古籍保护中心，影印抢救濒危珍本、孤本中医古籍1640余种；整理发布《中国中医古籍总目》；遴选351种孤本收入《中医古籍孤本大全》影印出版；开展了海外中医古籍目录调研和孤本回归工作，收集了11个国家和2个地区137个图书馆的240余种书目，基本摸清流失海外的中医古籍现状，确定国内失传的中医药古籍共有220种，复制出版海外所藏中医药古籍133种。2010年，国家财政部、国家中医药管理局设立"中医药古籍保护与利用能力建设项目"，资助整理400余种中医药古籍，并着眼于加强中医药古籍保护和研究机构建设，培养中医古籍整理研究的后备人才，全面提高中医药古籍保护与利用能力。

在此，国家中医药管理局成立了中医药古籍保护和利用专家组和项目办公室，专家组负责项目指导、咨询、质量把关，项目办公室负责实施过程的统筹协调。专家组成员对古籍整理研究具有丰富的经验，有的专家从事古籍整理研究长达70余年，深知中医药古籍整理研究的重要性、艰巨性与复杂性，履行职责认真务实。专家组从书目确定、版本选择、点校、注释等各方面，为项目实施提供了强有力的专业指导。老一辈专家的学术水平和智慧，是项目成功的重要保证。项目承担单位山东中医药大学、南京中医药大学、上海中医药大学、福建中医药大学、浙江省中医药研究院、陕西省中医药研究院、河南省中医药研究院、辽宁中医药大学、成都中医药大学及所在省市中医药管理部门精心组织，充分发挥区域间互补协作的优势，并得到承担项目出版工作的中国中医药出版社大力配合，全面推进中医药古籍保护与利用网络体系的构建和人才队伍建设，使一批有志于中医学术传承与古籍整理工作的人才凝聚在一起，研究队伍日益壮大，研究水平不断提高。

本着"抢救、保护、发掘、利用"的理念，该项目重点选择近60年未曾出版的重要古医籍，综合考虑所选古籍的保护价值、学术价值和实用价值。400余种中医药古籍涵盖了医经、基础理论、诊法、伤寒金匮、温病、本草、方书、内科、外科、女科、儿科、伤科、眼科、咽喉口齿、针灸推拿、养生、医案医话医论、医史、临证综合等门类，跨越唐、宋、金元、明以迄清末。全部古籍均按照项目办公室组织完成的行业标准《中医古籍整理规范》及《中医药古籍整理细则》进行整理校注，绝大多数中医药古籍是第一次校注出版，一批孤本、稿本、抄本更是首次整理面世。对一些重要学术问题的研究成果，则集中收录于各书的"校注说明"或"校注后记"中。

"既出书又出人"是本项目追求的目标。近年来，中医药古籍整理工作形势严峻，老一辈逐渐退出，新一代普遍存在整理研究古籍的经验不足、专业思想不坚定等问题，使中医古籍整理面临人才流失严重、青黄不接的局面。通过本项目实施，搭建平台，完善机制，培养队伍，提升能力，经过近5年的建设，锻炼了一批优秀人才，老中青三代齐聚一堂，有效地稳定了研究队伍，为中医药古籍整理工作的开展和中医文化与学术的传承提供必备的知识和人才储备。

本项目的实施与《中国古医籍整理丛书》的出版，对于加强中医药古籍文献研究队伍建设、建立古籍研究平台，提高古籍整理水平均具有积极的推动作用，对弘扬我国优秀传统文化，推进中医药继承创新，进一步发挥中医药服务民众的养生保健与防病治病作用将产生深远影响。

第九届、第十届全国人大常委会副委员长许嘉璐先生，国家卫生计生委副主任、国家中医药管理局局长、中华中医药学会会长王国强先生，我国著名医史文献专家、中国中医科学院马继兴先生在百忙之中为丛书作序，我们深表敬意和感谢。

由于参与校注整理工作的人员较多，水平不一，诸多方面尚未臻完善，希望专家、读者不吝赐教。

国家中医药管理局中医药古籍保护与利用能力建设项目办公室
二〇一四年十二月

许 序

　　"中医"之名立，迄今不逾百年，所以冠以"中"字者，以别于"洋"与"西"也。慎思之，明辨之，斯名之出，无奈耳，或亦时人不甘泯没而特标其犹在之举也。

　　前此，祖传医术（今世方称为"学"）绵延数千载，救民无数；华夏屡遭时疫，皆仰之以度困厄。中华民族之未如印第安遭染殖民者所携疾病而族灭者，中医之功也。

　　医兴则国兴，国强则医强。百年运衰，岂但国土肢解，五千年文明亦不得全，非遭泯灭，即蒙冤扭曲。西方医学以其捷便速效，始则为传教之利器，继则以"科学"之冕畅行于中华。中医虽为内外所夹击，斥之为蒙昧，为伪医，然四亿同胞衣食不保，得获西医之益者甚寡，中医犹为人民之所赖。虽然，中国医学日益陵替，乃不可免，势使之然也。呜呼！覆巢之下安有完卵？

　　嗣后，国家新生，中医旋即得以重振，与西医并举，探寻结合之路。今也，中华诸多文化，自民俗、礼仪、工艺、戏曲、历史、文学，以至伦理、信仰，皆渐复起，中国医学之兴乃属必然。

迄今中医犹为国家医疗系统之辅，城市尤甚。何哉？盖一则西医赖声、光、电技术而于 20 世纪发展极速，中医则难见其进。二则国人惊羡西医之"立竿见影"，遂以为其事事胜于中医。然西医已自觉将入绝境：其若干医法正负效应相若，甚或负远逾于正；研究医理者，渐知人乃一整体，心、身非如中世纪所认定为二对立物，且人体亦非宇宙之中心，仅为其一小单位，与宇宙万象万物息息相关。认识至此，其已向中国医学之理念"靠拢"矣，虽彼未必知中国医学何如也。唯其不知中国医理何如，纯由其实践而有所悟，益以证中国之认识人体不为伪，亦不为玄虚。然国人知此趋向者，几人？

国医欲再现宋明清高峰，成国中主流医学，则一须继承，一须创新。继承则必深研原典，激清汰浊，复吸纳西医及我藏、蒙、维、回、苗、彝诸民族医术之精华；创新之道，在于今之科技，既用其器，亦参照其道，反思己之医理，审问之，笃行之，深化之，普及之，于普及中认知人体及环境古今之异，以建成当代国医理论。欲达于斯境，或需百年欤？予恐西医既已醒悟，若加力吸收中医精粹，促中医西医深度结合，形成 21 世纪之新医学，届时"制高点"将在何方？国人于此转折之机，能不忧虑而奋力乎？

予所谓深研之原典，非指一二习见之书、千古权威之作；就医界整体言之，所传所承自应为医籍之全部。盖后世名医所著，乃其秉诸前人所述，总结终生行医用药经验所得，自当已成今世、后世之要籍。

盛世修典，信然。盖典籍得修，方可言传言承。虽前此 50 余载已启医籍整理、出版之役，惜旋即中辍。阅 20 载再兴整理、出版之潮，世所罕见之要籍千余部陆续问世，洋洋大观。

今复有"中医药古籍保护与利用能力建设"之工程，集九省市专家，历经五载，董理出版自唐迄清医籍，都 400 余种，凡中医之基础医理、伤寒、温病及各科诊治、医案医话、推拿本草，俱涵盖之。

噫！璐既知此，能不胜其悦乎？汇集刻印医籍，自古有之，然孰与今世之盛且精也！自今而后，中国医家及患者，得览斯典，当于前人益敬而畏之矣。中华民族之屡经灾难而益蕃，乃至未来之永续，端赖之也，自今以往岂可不后出转精乎？典籍既蜂出矣，余则有望于来者。

谨序。

第九届、十届全国人大常委会副委员长

许嘉璐

二〇一四年冬

王 序

中医学是中华民族在长期生产生活实践中，在与疾病作斗争中逐步形成并不断丰富发展的医学科学，是中国古代科学的瑰宝，为中华民族的繁衍昌盛作出了巨大贡献，对世界文明进步产生了积极影响。时至今日，中医学作为我国医学的特色和重要医药卫生资源，与西医学相互补充、相互促进、协调发展，共同担负着维护和促进人民健康的任务，已成为我国医药卫生事业的重要特征和显著优势。

中医药古籍在存世的中华古籍中占有相当重要的比重，不仅是中医学术传承数千年最为重要的知识载体，也是中医为中华民族繁衍昌盛发挥重要作用的历史见证。中医药典籍不仅承载着中医的学术经验，而且蕴含着中华民族优秀的思想文化，凝聚着中华民族的聪明智慧，是祖先留给我们的宝贵物质财富和精神财富。加强对中医药古籍的保护与利用，既是中医学发展的需要，也是传承中华文化的迫切要求，更是历史赋予我们的责任。

2010 年，国家中医药管理局启动了中医药古籍保护与利用能力建设项目。这既是传承中医药的重要工程，也是弘扬优秀民族文化的重要举措，不仅能够全面推进中医药的有效继承和创新发展，为维护人民健康做出贡献，也能够彰显中华民族的璀璨文化，为实现中华民族伟大复兴的中国梦作出贡献。

相信这项工作一定能造福当今，嘉惠后世，福泽绵长。

国家卫生与计划生育委员会副主任

国家中医药管理局局长

中华中医药学会会长

王国强

二〇一四年十二月

马 序

新中国成立以来，党和国家高度重视中医药事业发展，重视古籍的保护、整理和研究工作。自 1958 年始，国务院先后成立了三届古籍整理出版规划小组，分别由齐燕铭、李一氓、匡亚明担任组长，主持制订了《整理和出版古籍十年规划 (1962—1972)》《古籍整理出版规划（1982—1990)》《中国古籍整理出版十年规划和"八五"计划（1991—2000)》等，而第三次规划中医药古籍整理即纳入其中。1982 年 9 月，卫生部下发《1982—1990 年中医古籍整理出版规划》，1983 年 1 月，中医古籍整理出版办公室正式成立，保证了中医古籍整理出版规划的实施。2002 年 2 月，《国家古籍整理出版"十五" (2001—2005) 重点规划》经新闻出版署和全国古籍整理出版规划领导小组批准，颁布实施。其后，又陆续制定了国家古籍整理出版"十一五"和"十二五"重点规划。国家财政多次立项支持中国中医科学院开展针对性中医药古籍抢救保护工作，文化部在中国中医科学院图书馆专门设立全国唯一的行业古籍保护中心，国家先后投入中医药古籍保护专项经费超过 3000 万元，影印抢救濒危珍、善、孤本中医古籍 1640 余种，开展了海外中医古籍目录调研和孤本回归工作。2010 年，国家财政部、国家中医药管理局安排国家公共卫生专项资金，设立了"中医药古籍保护与利用能力建设项目"，这是继 1982～1986 年第一批、第二批重要中医药古籍整理之后的又一次大规模古籍整理工程，重点整理新中国成立后未曾出版的重要古籍，目标是形成并普及规范的通行本、传世本。

为保证项目的顺利实施，项目组特别成立了专家组，承担咨询和技术指导，以及古籍出版之前的审定工作。专家组中的许多成员虽逾古稀之年，但老骥伏枥，孜孜不倦，不仅对项目进行宏观指导和质量把关，更重要的是通过古籍整理，以老带新，言传身教，培养一批中医药古籍整理研究的后备人才，促进了中医药古籍保护和研究机构建设，全面提升了我国中医药古籍保护与利用能力。

作为项目组顾问之一，我深感中医药古籍保护、抢救与整理工作的重要性和紧迫性，也深知传承中医药古籍整理经验任重而道远。令人欣慰的是，在项目实施过程中，我看到了老中青三代的紧密衔接，看到了大家的坚持和努力，看到了年轻一代的成长。相信中医药古籍整理工作的将来会越来越好，中医药学的发展会越来越好。

欣喜之余，以是为序。

中国中医科学院研究员

马继兴

二〇一四年十二月

校注说明

《喉科杓指》系清代喉科名医包永泰著。据《江苏历代医人志》载，包永泰，字镇鲁，为清代邗东（今江苏省扬州市东北）人。包氏《喉科杓指》是在清乾隆年间张宗良《喉科指掌》的基础上增补而成。

本次整理，以清嘉庆二十年乙亥（1815）刻本（简称"嘉庆本"）为底本，以清道光三年癸未（1823）文英堂刻本（简称"文英堂本"）为主校本，以清大文堂刻本（年代未明，简称"大文堂本"）、清光绪八年壬午（1882）资善堂刻本（简称"资善堂本"）为参校本，以《喉科指掌》清乾隆二十二年经纶堂刻本及所引著作之通行本为他校本。关于本次校注整理的几点说明：

1. 繁体字竖排改为简体字横排，采用现代标点方法，对原书进行重新标点。书中代表上文的"右"径改"上"，不出校记。

2. 底本中的异体字（如麤－粗）、古今字（如沙－痧）、俗写字（如葢－盖），统一以规范简体字律齐，较特殊者出校记。

3. 对个别冷僻字词加以注音和解释。

4. 凡底本中因写刻致误的明显错别字，予以径改，不出校记。

5. 书中同一个字多次校改者，在首见处出校记并注明"下同"，余者不出校记。

6. 书中插图主要据底本原图重绘，个别漫漶者参考校本。

7. 为条理见，整理者为咽、喉、舌各种病证自加小标题。

8. 底本目录与正文不符，如正文正确而目录有误，据正文订正目录，若无关宏旨者，以正文为准径改，不出注；如目录正确而正文错漏，据目录订正正文，并出注。并将原目录末所附"附刻集验良方：又选内外便贱《经验良方》一册，《外科医机》便棣一部，不日较成，以公海内"删去。

9. 原书每卷前原有"喉科杓指"书名及"邗东包永泰镇鲁氏著，男福成乡五氏校"字样，今一并删去。

喉科杓指自序

　　且夫疾之所最要者，莫如喉症；而医之所尤慎者，亦莫如喉科。夫喉之系于人也，不綦①重哉？顾以咽喉生于肺胃之上，操乎出纳之权、瞬息存亡之际，性命关焉，岂非一身之紧要也欤？然形证安危、阴阳表里，非临症多而莫辨；虚实痰火、风寒热毒，非传授真而难明。其医之者，宁可不知其从治、逆治，先标后本，因本及标，按夫天时而治已乎？余家业医五世，前自高祖玉山公、曾祖轩举公、先王父喻斯公、先大人近安公相延参考群书，惟于喉科尤注意焉。余虽不敏，上承宗训，兼考经方，以脉验症，因时用药，五十年来未尝为患者害也。因思南北之地各异，春夏之气不同，症异状而殊名，法穷工而极巧，谨按天道之行，其大实大热之症，今莫有之。即如烂痧喉之一症，家传户染，非其善治病莫能痊。余故于已精而益求其精，始得夫纲领杓指②，诚以病在顷刻之间，不肯秘而不传，方敢集以成书。每叙一症，绘列一图，寒热风火详注受病之由，吹饮刀针各施主治之法，复益以平日急救良方附斯集后，故名其书曰《喉科杓指》。诚能解呼吸之危亡，开闭塞之关窍，有能神明于规矩之中，不出乎规矩之外，医之者循康衢而奏效，病之者安衽席而回春。是以

---

　　① 綦（qí 齐）：极，很。
　　② 杓（biāo 标）指：杓，古代指北斗第五、六、七颗星，亦称"斗柄"。引申为指明方向。

喉科杓指自序

一

付梓以公海内，此不过以是存济利之心，亦安敢以是为射利之具哉！同志之士，其亦知时岁寒热以明杓指，以存仁心也夫！

嘉庆二十年仲春朔旦邗江泗溪包镇鲁自序

凡 例

——咽喉大纲，喉舌分经，悉本《内经》立说，深有裨于学者阅之，临症自然了了。

——看法、治法十八条，最为喉症紧要，须细玩味，余能廓而充之①，则存乎其人。

——绝症，详注二十症，庶免庸工弋利②，贪医之弊且不误人亦不失已。

——脉诀图说，不独使学者知咽喉兮③属肺胃二经，抑且诊视能知他经受病，而用药则知所忌投矣。

——喉症吹饮制药及经验应用等方，悉余家五世相沿，莫不得心应手，学者幸采用之。

——咽喉诸症起帘珠喉，迄上腭痈，凡五十二图。

——大舌门，起木舌迄舌疳，凡十六图。

——帝丁④，起胃火小舌，迄悬旗小舌，凡五图。

——杂喉，起松子喉疔，迄烟筒伤喉，凡十四图。

——牙齿门，牙齿总说及应用诸方，悉为胪列⑤，以便采用。

——牙齿，自牙痈起，迄小儿痘痧后。各症凡十三条，无图，盖以牙齿开口即见，非喉舌蕴藏于内比也。

---

① 廓而充之：廓，扩大之意。指扩大与充实。
② 弋（yì义）利：弋，用带绳子的箭射鸟。引申为攫取利益。
③ 兮：资善堂本作"今"。
④ 帝丁：即悬雍垂。位于口内软腭游离缘中央。
⑤ 胪（lú炉）列：罗列、列举。

——诸症图后各说，有立吹方，有只煎方而止者，盖吹方已列前应用方中，一检自得，若逐症列之，恐滋学者一方只医一病之惑。至于风寒火郁，已载方下，学者当变通用之。

——集验良方，亦由余家五世相沿，屡收奇效，集而藏之，兹附刻喉科之末，以公诸人。惟望有力者，平日预储药饵，以济患者。无力延医者，亦得检方施治。其或以方隘见责，要知外科另有专门，不必繁冗滋赘也。

目 录

目
录

三

卷　一

咽喉大纲论

夫咽喉者，左为咽，右为喉。生于肺胃之上，操乎出纳之权，司呼吸主升降，乃一身之总要，百节之关防，呼吸出入之所也。然咽与喉不同。咽者，胃脘水谷之道路，主纳而不出，长一尺六寸，重十两；喉者，肺脘呼吸之门户，主出而不纳，凡九节，长一尺六寸，重十二两。咽虽与喉并行，其实不同也。经云：一阴一阳结而为喉痹①。痹者，闭也。有风，有寒，有火，有湿，有毒，有虚。或有风火相搏②，或寒湿相聚，其症不一，变幻不测。故漫肿而痰多者，风也；淡白而牙紧者，风寒也；紫色不肿而烂者，伏寒也；红肿而脉浮者，风火也；脉沉实烂而不肿者，毒也；脉细数而浮者，虚火也；细迟者，虚寒也。风③寒湿毒虚，不可不究其状；有阴有阳，不可不察。红

---

①　一阴一阳结而为喉痹：语出《素问·阴阳别论》："一阴一阳结，为之喉痹。"咽喉与五脏六腑、十二经脉均有联系，为阴阳升降之要道；喉痹之为病，总为阴阳升降失常所致。王冰注："一阴谓心主之脉，一阳谓三焦之脉，三焦、心主，脉并络喉，气热内结，故为喉痹。"

②　搏：诸本同，疑为"抟（tuán 团，简写为'抟'）"之误，意为集聚。

③　风：《喉科指掌》作"风火"。

肿外见者，阳也。误服辛热之剂，谓之以阳攻阳，毒气愈甚，虽欲奏效，必不可得也。如舌色黄黑，饮食阻碍，吞吐不利，疼痛难忍，不见红肿者，阴也。骤服寒凉克伐，反致生痰作燥，谓之以阴克阴，其痰愈甚，致入膏肓，百无一生矣。大凡初起之症，诊右寸洪紧者，肺风也；两关浮数者，胃火肝风也；左寸浮洪者，心火也；右寸沉迟者，肺伏寒也；沉数者，伏热也；右尺洪大者，三焦火旺也；左尺洪而有力者，肾实火也。此数部脉者，乃大略也。可总用清咽汤治之。若凶险等症，须诊其脉、相其形，再详其受病之源，细诘其所起之端，而用药对病自然速愈矣。故凡治咽喉之症，其要在于脉与形名①耳。经云：神圣工②巧，不过望闻问切，以此推详，庶无差误。

喉舌分经说

喉有二窍：左为咽，属胃，纳食之关；右为喉③，纳气之关。口内上腭，属胃，阳分；下腭属脾，阴分。舌之中心属心，四围属脾，舌根亦属心经，小舌名帝丁，属胃。喉之左右通舌根者，肝经；外两耳垂下，肝经通

---

① 名：指名实相符，即脉证相符。
② 工：原作"功"，据《素问·至真要大论》及《难经·六十一难》改。
③ 喉：《喉科指掌》后有"属肺"。

焉。舌白胎属寒，黄胎者属热，如焦黄者热甚，黑者热极。凡舌胎不论黄焦黑，以指摸之，滑而有津者，非真热也，不可一味凉药，用八味丸引火归元①之法。大舌边红，脾火也，可用清凉之剂。喉痈地位属肝，再进内寸许，或烂或肿，俱属脾胃火毒之症。结毒者亦有之，但两关脉浮②者，非真结毒也，沉者为真③，此分经之大略也。

咽喉看治法总要

凡喉间作痛，溃烂久而不愈，李东垣曰：此必杨梅疮毒，须以萆薢汤为主，随证佐以别药。过桥疳生咽喉之下，肺管之上，视之不见，吹药不到，饮食妨碍。汪省之④曰：此杨梅结于肺胃也。

凡喉咙作痛，忽然肿起，周身骨节疼痛，遂用针于肿处刺破，恶血虽去，久溃不能完口，致烂溃。通于鼻窍或腐涎，舌下痛不可忍，臭不可闻，此轻粉之结毒也，切勿作喉疳治。患杨梅疮将发标⑤时，咽喉痛者不必治咽，疮

① 元：原作"源"，底本"元""原""源"三字皆有，今统改为"元"。

② 脉浮：意指风火。

③ 真：意指真结毒，即实火。

④ 汪省之：汪机（1463—1539），字省之，别号石山居士，明代医学家，新安医学奠基人。撰有《石山医案》《外科理例》《本草会编》等。

⑤ 发标：耍威风，发脾气，现通常作"发飙"。此指病情剧烈发作。

解散，咽痛愈矣。又有先患下疳①，将愈时咽喉作疼，起黄粟斑点，此乃毒未升解，而传于咽，宜内服萆薢汤、五宝丹、青露散，吹赛珍散。

凡伤寒病四五日，发热、鼻干、口燥、咽痛者，阳明之病也。阳明属胃，汗多则胃汁干，故津液不能潮咽而干痛者，宜人参败毒散主之。伤寒三五日，咽中作肿，其色鲜红，痰涎自出，头痛项强，须知属太阳经，宜甘桔汤加牛蒡子、元参、生川连，吹药照前。伤寒八九日以上，身无潮热，腹痛自利而咽痛者，此太阳受病也，咽喉肿痛，其色微白，要医调治之。

凡妇人胎前，咽喉痛而脉浮者，不可轻视，慎之。妇人喉症肿痛，有因经闭致火上攻而成者，宜内服通经药，月事通则愈。

凡喉症初起，一日寒战即生发者，发后身凉，不碎又无重舌，或二便俱利，不可认作热症，皆因阴气、虚寒而发，其痰不可吊尽，此痰即身内之津液所化，与热症乳蛾、䐃舌②痰壅一处，以流尽毒愈者不同。若似前症，流尽则精神竭而必③毙矣。先吹或用水换之法，使喉通即便服药。初发散，次和解，再施温补滋养

① 下疳：指发于男女外生殖器部位之疮疡。见《外科正宗》卷三。又名妬精疮、疳疮。下疳者，下以言阴，疳以言疮，乃男女前阴蚀疮之通名。

② 䐃（chā插）舌：亦作重舌，病名。《咽喉经验秘传》："肥人感热性躁者多生此症。凡舌下生如小舌样者为䐃舌。"

③ 必：原作"心"，据文英堂本、资善堂本改。

之药。

凡治毒症之法，须看其血气壮盛者，多服凉药不妨。如气血衰弱者，凉药不可多用，多则气血愈衰，即用十八味神药为妥。

凡治喉中红肿者，须视或痈、或蛾，认症不真不可下他药，先用清咽汤一服，吹药①，或风火或痰毒选酌后，方用之，切不可轻加减。急者先针患上出血亦可。

凡帝丁在咽喉当中，为人一身之主宰，庸医稍犯刀针，人之死者多矣。每有吞吐不利等症，误认帝丁以作病根，屡伤其命，动刀针时切宜防犯，犯则出血不止，鲜有不毙者，慎之慎之。

凡夜深看症，须得细照，再三推详。如见症不真，不可轻用刀针，乱投药饵。先服清咽汤一帖，令患者漱吃，以俟天明再看。

凡看症或病者痈肿，口不能开，灸颊车穴三五壮，吹药不得者，以神仙枣一枚塞鼻②内，即可开口吹药。

凡针舌下两边青筋，血出鲜者易治，成块黑者死。若痰血热结于胸中，连服凉膈散，消痰解毒为妙。

凡诸药料，必须拣地道者预备，俱为细末，临期急用，将白滚水泡一刻，去渣，频漱咽下为度。如煎，不可

---

① 药：《喉科指掌》作"金不换"。

② 神仙枣一枚塞鼻：《喉科指掌》作"通关散吹鼻内，戒煎水灌于鼻中"。

多煎，数滚为准，多煎则不效矣。

凡年每有时疫喉风，俗名鳗鲤瘟。两腮肿胀，沿街遍巷有一门传染者，此症乃少阳经之患。用清咽汤加苏叶、羌活、牛蒡子、柴胡各一钱，服之可愈。如一门人多传染，可用十服之料，煎一大锅分吃。

凡针必须以银打就，细如大引针，头上一粒如菜子样，略凿一小缺。有用针头灸之法，取其易放艾丸耳。

艾要陈者为妙，丸如小绿豆大，置于针头缺处，以香灸之灸，或多少不一，看症之轻重。此为针头灸法。

凡喉针不可用钢阔头长大者。近来病人多畏手法，况喉间地步窄侧，动手之时，病者或摇头退缩，恐伤他处。必须或铜，或银①，外打一小筒，中藏利针②，收放在手，捺之则锋露，收之则锋藏，自不伤他处矣。

凡针身、首③、四肢诸穴必用细针，惟十指五穴，可用三棱针针之，以血多为妙。

凡看症，病者或将舌叠起，则不见喉间。必须以物压舌，或骨，或牙，皆可为压舌之具。

凡治应病方药，必须依方分量，不可因药味太重，以大黄等为峻利，心生疑忌，畏不敢服。余存心济世，决不用重剂误人。古云：有病则病当之，岂有害于患者哉。更

---

① 银：《喉科指掌》作"金银"。
② 针：《喉科指掌》作"刃"。
③ 首：原作"手"，据《喉科指掌》改。

不可轻听人言，反①误其事。岂不惜乎。

十六绝症

舌卷囊缩、油汗如珠、哑喉呛食、吐血喉癣、声如锯错②、鼻搧唇青、脉细身凉、角弓反张、十指无血、喉干无痰、六脉沉细、便闭十日、天柱倒折、两目直视、痰壅气塞、喉菌不治。

又四绝症

走马喉风、锁喉风、缠喉风、走马牙疳。

四症皆凶险之症。若不吐、不泻、针之无血、药不能入，俱为不治，遇此慎之。

左 手 图

心脉悠洋③缓散，肝脉沉而弦长，肾脉虚细女尺宜大，四至宜④平，反之则病。

---

① 反：原作"有"，据《喉科指掌》改。
② 错：同"剉"。
③ 悠洋：优游自在貌。柳宗元《始得西山宴游记》："悠悠乎与灏气俱，而莫得其涯；洋洋乎造物者游，而不知其所穷。"
④ 宜：《喉科指掌》作"为"，义胜。

迟则寒，数则热，细缓则虚细①寒，细数虚热。

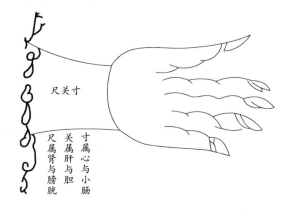

尺关寸

寸属心与小肠
关属肝与胆
尺属肾与膀胱

右 手 图

肺脉浮涩而短，脾脉缓而散大，命门脉缓而悠洋。平反同前。

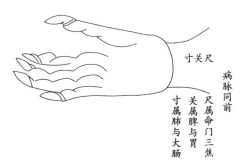

寸关尺

病脉同前
尺属命门三焦
关属脾与胃
寸属肺与大肠

针 穴 图

颊车穴近前曲颊端上陷中，侧卧开口有空是穴。

耳垂下八分，足阳明胃经。

---

① 细：据医理疑衍。

少商穴

大指内①甲角，手太阴肺经。

商阳穴

食指外甲角，手阳明大肠经。

中冲穴

中指中甲下，手厥阴心包络经。

关冲穴

无名指内甲角，手少阳三焦经。

少冲穴

小指内甲角，手少阴小肠经②。

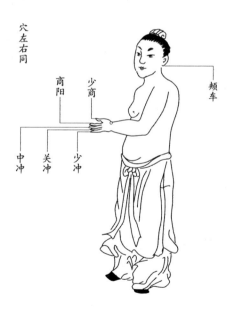

---

① 内：指内侧前缘。

② 手少阴小肠经：少冲穴当属手少阴心经。

针灸铜人明堂针法

凡喉风诸症，皆由气血闭塞，以致风痰上攻，结为热毒，宜用针法开导，使血气流通则风痰自散。虽有诸奇方调治，而神速莫如气针，诚诸药之先锋，喉家之妙用者也。

如临诸症先从神庭、上星、囟会、前顶、百会、后顶、风池二穴、颊车穴针过，又从少商、合谷、曲池各依针法，此为开风路针。初针只宜男左女右，并留火窝坑、风府、肩井、曲泽、阳陵泉、阴陵泉、足少商诸穴，不可先针。倘遇喉风极重之症，以前针法针过，其风邪热毒仍不少退者，次日复视，可用前法，复针即可。加针火窝坑、风府、肩井、阳陵泉、阴陵泉、足少商等穴，并左右同穴，逐一对针，自无不效。至于人中、鼻流诸穴，乃中风者用之。惟鞋带二穴，救小儿急慢惊风之症极效。此铜人明堂针法绘图，于后学者不可不知。

攒竹穴

在两眉头小陷宛宛中，针三分，三度刺目大明，宜用锋针出血，禁灸。

丝竹穴

在眉后陷中，针三分，宜泻不宜补，禁灸，灸之令人目小无所见。

人中穴

即水沟穴再鼻柱下沟中央，针四分。

承浆穴

在颐前棱下宛宛中，开口取之，针三分。

鼻角穴

此即迎香穴，在鼻孔旁五分，针三分，禁灸。

颊车穴 注前

鼻流穴

在鼻孔口二穴。

肩井穴

在缺盆上大骨前寸半，以三指按，当中指下陷中是
止。可针五分，若深令人闷倒，速补足三里。

铜人图二式 穴注附中指同身寸法

周身气针铜人图

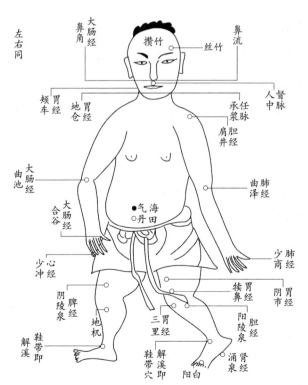

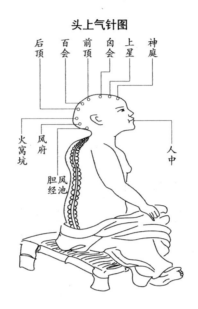

头上气针图

后顶　百会　前顶　囟会　上星　神庭
火窝坑　风府　胆经　风池　人中

神庭穴

在直鼻上入发际五分，灸七壮，止七七壮，禁针。

上星穴

在直鼻上入发际一寸，针三分，以细三棱针泻诸阳热气。

囟会穴

在上星后一寸有陷，可容豆许。

前顶穴

在囟会后一寸五分骨间陷中，针一分。

百会穴

在顶中陷中容豆许，去前发际五寸，后发际七寸，针二①分。

---

① 二：资善堂本作"一"。

后顶穴

在百会后一寸五分枕骨上，针二分。

风府穴

在顶后发际上一寸大筋内宛宛中，疾言其肉立起，针四分。禁灸，灸之令人失音。

风池穴

在风府横开两边一寸五分。

曲泽穴

在肘弯内横纹尽处。

曲池穴

在肘外骨动窝处。

合谷穴

在虎口内软肉上。

少商穴 注前

少冲穴 注前

阴陵泉

在膝内骨动处。

阳陵泉

在膝外屈窝处。

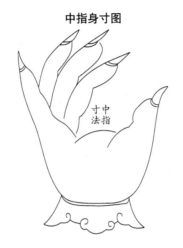

中指身寸图

凡取穴尺寸，以男左女右手中指第二节内廷，两横头纹相去为一寸，以薄算量准，量穴针之。

咽喉吹饮应用诸方

清咽散

漱咽咽喉诸症，为咽喉主方，治一切咽喉无论红白，初起之时，一服漱咽可愈。

　　清咽散内荆芥穗，薄荷蚕防草桔随，

　　前胡枳壳同煎漱，加减临时看病为[1]。

荆芥穗三钱　薄荷三钱，要切二刀者妙[2]　炒僵蚕二钱　桔梗二钱　生粉草二钱　防风二钱　前胡二钱　枳壳二钱

上药俱为细末，煎数滚去渣，带温热徐徐漱咽，不可

---

[1] 为：资善堂本作"施"。
[2] 要切二刀者妙："妙"，资善堂本作"炒"。《喉科指掌》作"要二刀香者妙"。

大口一气吃完。如煎不得法，服不得法，则难见效，须依法为度。倘要紧之时，并以白滚水泡之。此乃总方，看症之形名，然后加减药味。

八仙散

治咽喉溃烂。

卷一——一五

> 八仙散用人中白，生大黄同石膏续，
>
> 参芩明粉僵蚕末，瓜硝加上轻粉足。

人中白一两，煅存性用　生大黄一两二钱　生石膏五钱　元参末六钱，盐水炒　黄芩一两四钱，酒炒　玄明粉七钱　僵蚕末三钱　瓜硝八钱　轻粉一钱，去烂斑腐

上药共研细末，每服二钱，放舌上，津化咽下，连连不断，则烂斑自去矣。

散痰珠黄散

治风痰上壅之症。

> 珠黄散内用礞黄，硼粉瓜硝次第骧，
>
> 川郁金同浮海石，多痰一见化安康。

金星礞石一两五钱，同硝炒　生大黄末一两五钱　白硼砂一两　玄明粉六钱　瓜硝八钱　真川郁金六钱　浮海石六钱

上药共研末用。每服三钱，若痰多者，用五钱。生大黄泡汤送下，或清咽散药水送下，或淡姜汤亦妙。

通关散

治咽喉急症。

> 通关散内有细辛，牙皂藜芦共碾均，

加上白矾成四味，咽喉急症立时轻。

细辛末一钱　猪牙皂三钱　藜芦二钱　白矾末一钱
上药共研细末，冲滚水灌喉间，淡姜汤亦可。

十八味神药

治一切烂喉毒症。

神药奇功连鲜芩，芎归车芍草枝①丁，
知翘龟乳银通粉，皂刺同煎服有灵。

川黄连一钱　白鲜皮二钱　黄芩二钱②　紫地丁二钱
当归二钱　赤芍二钱　生山栀一钱五分　生龟板三钱　木通一
钱　生甘草二钱　川芎一钱五分　连翘二钱　乳香五分　金银
花二钱　花粉二钱　皂角刺一③钱五分　河车二钱　知母二钱，
盐水炒

上药滚水煎服。

结毒加土茯苓四两，何首乌四两，煎汤代水煎服。

火症烂喉加生大黄四钱，生石膏四钱。

雄黄退肿消痰药

治初起之症，风痰上壅，吹之即退。

水飞银硝一两二钱　玄明粉二④钱　白硼砂二钱　雄黄
八钱

上药共研细末，若烂斑不可用。

---

① 枝：据下文，当作"栀"。
② 钱：《喉科指掌》后有"酒炒"。
③ 一：原缺，据各校本补。
④ 二：资善堂本作"一"。

神仙枣

治一切喉风喉蛾。

江子霜　白细辛　牙皂　蟾酥　真当门麝香

各等分，研极细末。用枣一枚去核，将枣肉微微起去①，止留薄肉一层作卷角，以药填内约一分许，两头留孔通气。男左女右，塞鼻孔中，俟有嚏后取出，后再塞入，一伏时去之。若痰多上壅者，用米饮灌之，其痰吊②出，再用煎剂。

红狮丹

治风症初起，去风消痰，清热败毒消肿。看病轻重酌量多寡，亦可吹鼻，作通关散用。

鹅不食草三分　北细辛六分　硼砂一钱五分　麝香一分飞滑石二钱　朱砂一钱　蟾酥三分　鸡内金五分，焙存性　壁钱③五分，炒存性　青黛一钱　枯矾三分　冰片一分

上药研细末，吹用。风痰不重，去细辛、蟾酥、鹅不食草，加青黛。

白狮丹

治咽喉口舌等症神效。

明矾一④两，火硝三钱，硼砂三钱。各研末，以银罐放炭上。先将明矾入下一层，入火硝一层，入矾一层，入硼砂一层，入矾一

---

① 去：原缺，据资善堂本补。
② 其痰吊：原缺，据资善堂本补。
③ 壁钱：亦称"壁镜""壁蟢""壁茧"，蜘蛛的一种。
④ 一：原缺，据资善堂本补。

层，如此入完，煅如馒首样取出，加生蒲黄一钱，甘草一钱，僵蚕五分，鸡内金五分，焙存性，薄荷叶二钱，牙皂五分，炙，冰片五分。

上药共研极细末，吹之。

绿狮丹

治咽喉口舌风火等症。

人中白二钱，煅　青黛三钱　元明粉一钱　硼砂一钱　儿茶三钱　龙骨一钱，煅　雄黄一钱　黄柏末三钱　瓜硝一钱　蚕蛹七个，煅用，咬破者佳　黄连三分

上药研细，收贮便用。

黑狮丹

治咽喉火盛壅肿，痰涎汹涌恶症。

盐皂角　丝绵　灯草　竹青

上药用乌梅煎水，和童便浸一宿取出，烧灰存性，研末，加枯矾等分，冰片少许，加牛黄亦可。

青狮丹

治一切口舌咽喉等症常用方。

黄芩一钱五分　黄连一钱五分　黑栀子一钱五分　青黛二钱五分　鸡内金五分，焙存性　硼砂一钱五分　人中白一钱五分，煅　雄黄一钱五分　冰片五分　乌梅一钱，煅　枯矾一钱　瓜硝一钱五分　胆南星一钱，焙　熊胆一钱，竹箬①炙　龙骨一钱，煅　金果榄一钱

---

① 竹箬（ruò 若）：指箬竹制成的竹筒。

喉科杓指

一八

上药研细末吹之。

烂喉风吹药

天龙一条，即蛔虫口吐者是　地龙一条，便泄者是　橄榄核十三个，煅　人中黄五分　青黛五分　人指甲一分　川连二分　珍珠二分，包豆腐内煮　人中白一钱，煅　硼砂五分

生肌，加象皮二分砂炒。

佛宝丹

治咽喉结毒、喉痱破烂等症。

佛头石青五分　人中白一钱，煨　龙骨三分，煅　珍珠三分，包豆腐内煮　牛黄三分　黄鱼牙三分，煅　珊瑚二分　朱砂三分　人中黄三分　芦荟三分，煅　儿茶三分，煅　寒水石三分，煅　硼砂三分，煅

毒重，加雄黄二分。

烂甚，加白蜡二分，象皮二分，冰片二分。

上药研极①末吹之。

急喉丹

治单双蛾、重舌。

山豆根一两　僵蚕一两，炒　连翘七钱　草河车一两　元参七钱　防风七钱　射干七钱　白芷五钱　硼砂五钱　南星五钱　冰片少许②

---

① 极：诸本同。据文义后当补"细"字。
② 少许：原缺，据资善堂本补。

上药研极细①末，糯米糊，捣为锭，铜绿为衣，水磨服，搽舌上，噙化亦可。

又　方

治喉症热甚大便不通。

射干七钱　风化硝二钱

水二钟，煎一钟半，漱喉半服，以通为度。

上清丸

治口舌生疮、咽喉肿痛。止漱清音，宽膈化痰。

桔梗一钱　砂仁一钱　硼砂二钱　冰片一分　甘草一钱
元明粉一钱　诃子肉一钱　百药煎②八钱　薄荷一两六钱

上药共末，炼蜜为丸，如圆眼③核大，噙化。

冰柏丸

薄荷叶五钱　黄柏末五钱　硼砂二钱五分　冰片二分

丸如前法。

硼砂丸

寒水石一两　牙硝四钱　硼砂二钱　金果榄二钱　冰片一分　麝香一分

上药共末，甘草熬膏为丸，噙化。

雄黄解毒丸

巴豆七粒，去壳捶去油　雄黄三钱　郁金五分

---

① 细：原缺，据资善堂本补。
② 百药煎：是由五倍子同茶叶等经发酵制成的块状物。
③ 圆眼：桂圆。

上药共末飞①，面糊丸如凤仙花子大，每服九丸、七丸皆可，开水送下。

凤凰散

治喉痈、喉癣、口疳。

凤蜕即抱鸡蛋壳，烧存性　儿茶　胆南星　橄榄核烧存性

上药各等分，共研细末，每二钱加冰片三分，虚者不用加冰片。

灵保玉枢丹

山慈菇二两，洗去毛焙末　文蛤二两，即五倍子②，焙末　麝香三钱　雄黄五钱，红而透明者，休要大块　千金子四两，净去油壳，用一两　红牙大戟四两五钱为末，用一两五钱　草河车二两五钱，用③二两

上药共为细末，择天德、月德、天医黄道吉日，或五月五日午时妙。斋戒、焚香、洁净，用浓米饮汤调和打成，千余下为度。每服五六日④分，甚者一钱。

结毒紫金丹

治杨广疮毒喉症，唇鼻破坏并下疳等症。

服者须用土茯苓汤送下，余汤昼日做茶饮之。凡毒症气结经络，喉间小舌皆能结聚，治咽喉不可不知。

① 飞：水飞。炮制的一种方法，加水研细末，取上清液晒干得极细末即为成品，如水飞滑石。

② 五倍（bèi 倍）子：五倍子。

③ 用：《喉科指掌》作"为净末"。

④ 日：据医理疑衍。

龟板五两，炙焦浸酒浆内，反复炙之，涂酒三次，以焦黄为度，即研成细末用一①两　石决明一两②二钱，九孔者佳，童便净一次炙③　朱砂水飞，二钱，大块者佳

上药研极细末，烂米饭为丸，小绿豆大，每服一钱。病在上，食后服；病在下，食前服。

若满身筋骨疼痛，用酒服；腐烂者，用土茯苓、何首乌同煎汤服。其攻胜于五宝散。凡阴虚结毒喉症，龟板用童便浸炙。

制 药 法

制西瓜硝

上号头藤西瓜，或一个，或两个，用稻草垫好，放在干燥橱柜内，至立冬日将瓜取出，起盖内穰，挖去七分，留皮上肉三④分，入皮硝二斤，或斤半，看瓜大小装之。盖好用线络之，悬于半阴屋檐下吹冻，久之其硝自然飞出皮外，颜色如霜，用刷帚扫下包好，三五日一取，至春间将瓜内剩硝安好，候至立冬，用新鲜西瓜如前法盛之，再加半斤、一斤不等，悬取如前。如此二次，内硝亦好，不必再做。

治喉癣、喉疳，诸症火症溃烂者，吹之不痛。其飞出

---

① 用一：《喉科指掌》作"净二"，意指纯净的细末二两。
② 一两：此二字原缺，据资善堂本补。
③ 净一次炙：《喉科指掌》作"浸一次炙净末二钱"。
④ 三：资善堂本作"二"。

者名银粉雪，其功可并紫雪。

制人中黄

用大毛竹筒一个，两头留节，凿一圆眼，选大粉草不拘多少，为细末填满，用生漆将眼针①好。刮去竹皮，通身钻满绚眼，抛入大粪坑内，至十年取起佳，六七年者亦可用得。如治结毒、咽喉烂、牙疳、伤寒发斑，俱称圣药。

制萹柏汁

用柏叶嫩头，井水内浸一次，带水捞入石臼中捣烂，如此冲白矾水少许，出汁收在瓷器中。用时再冲矾汤，连漱喉间。治一切火症郁热、烂喉、烂疳。其性取松柏之气，其用以凉血润燥，清肝胃之火，医方珍品，不可轻忽。

制胆矾

用鲭鱼胆，不拘多少和矾拌匀，入猪尿胞内，挂背阴处。次年再入胆汁，仍旧风干。如此三次，遇急症，泡汤灌吐。

附选经验应用方

知柏地黄汤 肾虚门

六味地黄汤加知母二钱，黄柏二钱。

---

① 针：据文义当作"涂"。

三黄汤火症门

黄连一钱盐水炒，黄芩一钱盐水炒，黄柏一钱盐水炒。各一钱五分亦可。

三黄石膏汤表里门

三黄汤加石膏五钱，山栀一钱五分。

犀角地黄汤胃火门

六味地黄汤加犀角二钱，石膏四钱。

凉膈散

连翘一钱，大黄三钱，芒硝一钱，甘草一钱，薄荷一钱，黑山栀一钱五分，黄芩一钱五分。加竹叶。

四物汤血虚门

川芎二钱　当归二钱　地黄二钱　芍药二钱

八味丸

六味地黄丸加附子二分，肉桂三分。

大承气汤伤寒门

大黄五钱　芒硝三钱　厚朴一钱五分　枳实一钱五分

黄连解毒汤火症门

黄连一钱　黑山栀一钱　黄柏一钱五分　黄芩一钱

大柴胡汤中风门

大黄、枳实、黄芩、半夏、白芍、柴胡各等分，加姜、枣煎。

龙骨生肌散

万灵丹

以上《外科正宗》查用。

萆薢汤

土茯苓四两　当归一钱五分　皂刺一钱五分　白芷一钱五分
木瓜一钱　苡仁一钱五分　白鲜皮一钱　木通一钱　银花一钱
桔梗一钱五分　甘草五分　槐米二钱　龟板三钱

五宝丹

治九种杨梅结毒，并小儿、妇女。

珍珠三分半，绢包豆腐煮，琥珀三分半，透明者，用甘草水
煮，钟乳石三分半，用木香、甘草各钱半同煮干，箩飞面三分半，
炒，冰片五厘，毒重加牛黄三分半。

研极细末，密贮候用。每日用好土茯苓一斤，米泔水
洗净，以瓷锋刮去外皮，木槌打碎，入河水二升，煮四
碗。渣入水四碗，煮二碗。去渣，二共一处，为一日之
用。病在上者，加木香、桔梗二钱；病在下者，加牛膝一
两同煎，当茶饮之。临饮时，每一钟入丹四厘，体厚后者
加六七厘，以一日服完此汤为度。忌茶、酒、发风动气之
物。若有轻粉毒，服药后发出。如不发，轻者二十服，重
者三四十服，无不痊愈。

千金内托散

治咽喉壅肿已溃，服之托里，使毒不内攻。

人参　黄芪　白芷　当归　川芎　陈皮各六分　甘草三

分　桔梗、元参、牛蒡、花粉各一钱　瓜蒌仁　赤芍各五分

金箍散又名青露散

敷一切腮颔焮肿及无名肿毒。

川大黄一两，浸粪缸内浸三日，取去晒干　川文蛤三钱　蜂房二钱　芙蓉叶一两　白及五钱　羌活五钱　人中白五钱　贝母三钱

共为细末，蜜水调敷肿处，周围中留头以出毒气。

万一丹

治误用刀针血不止者。

乳香去油、血竭、没药去油、硼砂各一钱，研末吹入口内，其血即止。

二陈汤

茯苓　半夏　陈皮　甘草

加味二①陈汤

治喉痈痰涎壅塞，探吐之后服之亦可；治梅核甸气②。

陈皮　半夏　甘草　茯苓　黄芪　白术　元参　槟榔枳壳　连翘　栀子　黄连③　黄柏　黄芩　石膏　知母青皮　川芎　当归　白芷　白附子

---

①　二：原作"一"，据医理改。

②　梅核甸气：即"梅核气"，以咽喉异物感如梅核梗阻，咽之不下，咳之不出，时发时止为主要表现的疾病。《焦氏喉科枕秘》："此症因气郁有痰而生，在喉中两边两条红色为甸气。"

③　连：原缺，据资善堂本补。

冰硼散

冲和汤

归脾汤

以上《外科正宗》。

归芍异功汤

导赤汤

以上《医方集解》。

赛珍散即佛宝丹

四七气汤

治梅核气。

苏梗　半夏　厚朴　赤茯苓　陈皮　枳壳　姜制南星　砂仁　神曲各一钱　青皮七分　白蔻仁六分　槟榔　益智仁各三分

引生姜三片。

嚼化丸

治痰结核在咽喉中不能出入。

瓜蒌仁　杏仁　桔梗　连翘　海石各五钱　硼砂　朴硝各钱半

乌郁金三钱，姜汁磨下，和炼蜜为丸，如芡实大，入口嚼化。

苔罗散

蔗渣五分　黄柏三分　乳香去油　没药去油，各三分　硼

砂三分　大红绒五分　绿罗五分　青苔二分，井口者佳　人中白一钱　青黛三分　龙骨三分　松萝茶三分　薄荷叶五分　冰片三分

　　共研极细末吹之，生肌加赤石脂、白蜡。

卷 二

咽 喉 门

帘珠喉

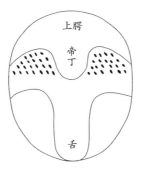

帘珠之毒为何生，内由积热郁相成。

密向两仓排白点，状如网脂起微痕。

左右寸尺浮洪大，下虚上盛症非轻。

治宜清火归原宿，加减清咽剂有灵。

帘珠喉，满喉如白网油状，两边微肿，根有白点，带红色，小舌红肿，咽水大痛。因郁积热毒而发，其脉两寸浮洪，两尺亦洪大，上盛下虚之症也。

治宜清火，用清咽散加盐水炒黄柏二钱，酒炒黄芩二钱，盐水炒知母二钱，熟石膏五钱，山豆根二钱，盐水炒元参二钱，生栀子一钱，木通一钱，生地一钱。服一帖，明日再加连翘二钱，紫花地丁三钱，大熟地三钱，牡丹皮二钱，草河车一钱，川连一钱，用金汁一钟或制柏叶汁一钟，亦可冲服。吹药紫雪、青狮丹，六七日则愈。

呛食哑喉

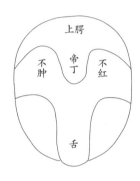

呛食喉因肺伏邪，六脉迟兼细与微。

由来受症多险阻，观余治验可相推。

此症因伏邪在肺，声哑呛食，六脉迟细，甚属险症。余曾治一人，年近二十，患此三年，饭食少进，日惟吃粥，病在将危，就医于余。余诊其脉，脉尚有根，病虽长久，或可治之。

用清咽散加麻黄二钱，桂枝一钱，苏叶二钱，木通一钱，细辛一钱，白芷一钱，诃子二钱，皂核二钱，姜汁炒半夏一钱，连吃五六日，饭进三碗。声哑未除，换加桔梗一两四钱，拌童便炒，诃子七钱，拌童便炒，甘草七钱，拌童便炒，薄荷一钱，麻黄一钱，煎数滚，漱而且吃十帖乃愈，后服补药健脾收功。

内外肿喉

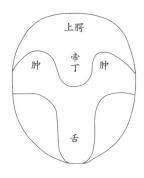

喉中内外肿何来，盖以阴阳结聚乖。

火郁且生斑烂满，清咽急用莫相猜。

隔日再加与再减，外针四穴即无灾。

此症生于关内①下部，阴阳相结，内外皆肿，或有烂斑、火郁之症。

治宜用清咽散加酒炒黄芩三钱，熟大黄五钱，海浮石二钱。明日换加丹皮一钱五分，生地二钱，酒炒黄芩二钱，生石膏三钱，山栀一钱，木通一钱。即针少商、商阳两手四穴。如背寒加羌活，胃泛加葛根、柏叶汁，亦可嗽②。吹紫雪。

① 关内：指喉关之内。

② 嗽：《喉科指掌》作"漱"。嗽，通"漱"。《史记·扁鹊仓公列传》："齐中大夫病龋齿，臣意灸其左太阳明脉，即为苦参汤，日嗽三升，出入五六日，病已。得之风，及卧开口食，食而不嗽。"

风热喉

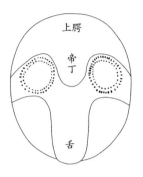

风热相搏发满喉，细点红根淡白浮。

六脉紧洪寒热甚，清咽当共八仙投。

此症感风热而起。满喉发细红点，根带淡白，舌下两边三四块，六脉洪紧，身寒热。

治用清咽散加盐水炒元参二钱，酒炒黄芩二钱，山栀一钱，花粉一钱，一服即愈。兼服八仙散。

紫色虚喉

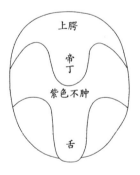

紫色虚喉久变烂，形如生漆色相看。

初缘误服寒凉药，致令不肿食为难。

口中腐肉时时吐，急治犹能保病安。

最怜误作为火症，一服寒凉入鬼关。

喉间紫红，久之变烂，如生漆色。因初起早服寒凉故也。此症肺胃伏寒，平而不肿，饮食难进，吐出腐肉者，急治之。如见此症忍①为火症，反用三黄汤、犀角、羚羊等药，吃成死症，岂不惜哉。

余凡见紫色之症，不论名式，喉间绝无形迹，满喉皆紫，脉缓身②者，用清咽散加细辛五分，苏叶一钱③，白芷一钱，川芎一钱，麻黄一钱。服后紫变为红，换加盐水炒元参二钱，酒炒黄芩二钱，花粉一钱，即愈。

喉　癣

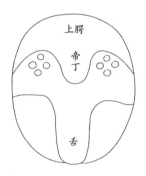

喉癣皆由虚火腾，肺金太旺气相蒸。
红丝纵横哥窑④似，又若海棠叶背纹。

---

①　忍：同"认"。
②　身：《喉科指掌》作"身凉"。
③　苏叶一钱：《喉科指掌》作"葛根、苏叶各二钱"。
④　哥窑：宋代五大名窑之一。哥窑胎包黑褐，釉层冰裂，釉色多为粉青或灰青，釉面有大大小小不规则的开裂纹片，小纹片的纹理呈金黄色，大纹片的纹理呈铁黑色，黑黄相交，故有"金丝铁线"之说。此为形容喉部溃烂，血丝纵横之状。

斑点青白浑如芥，芒刺干疼水不能。

守戒早医还可治，肺金伤损命难存。

此症乃虚火上炎，肺金太旺，致攻咽喉，发癣于咽喉。生红丝如哥窑纹，如海棠叶。背后纹，青、白斑点不一，如芥子大或绿豆大，点上生芒刺，入水大痛，喉干声哑，咳嗽无痰，饮食阻碍，六脉细数。

治用清咽散，或知柏地黄兼四物汤加麦冬、盐水炒元参、女贞子、盐水炒枸杞、首乌、阿胶各二钱。服十服后，用十八味丸①加女贞子、枸杞、人参、洋参，俱盐水炒，淡盐汤早服四五钱。如前知柏、四物汤等汤不应，则加桂、附，每帖各三分，水煎冷服。此引火归元之法也。

须戒忧思怒忿、酒色，忌鲜食物②、动风火之物，一月可愈。若不守戒、忌口，用药迟延，必致症重难愈，久则声哑而肺金受伤不治。吹凤凰散。

喉痈

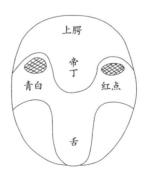

---

① 十八味丸：《喉科指掌》作"八味丸"。

② 鲜食物：指海鲜、河鲜等容易诱发某些旧病宿疾，或加重已发疾病的食物。

欲识喉疳所以生，肾虚火旺沸腾腾。

上腭喉间青白点，间有红根一坦平。

声音不哑不咳嗽，尺脉虚者是为真。

内服清咽加减用，外吹佛宝是奇珍。

此症肾虚火旺，沸腾上部而发，上腭喉间有青、白红点，平坦无刺，故名喉疳。声不哑，不咳嗽，两尺脉虚者是也。

治用清咽散去荆、防、蚕三味，加盐水炒元参二钱，酒炒黄芩二钱，丹皮二钱，生地二钱，盐水炒山栀一钱，盐水炒女贞一钱五分，盐水炒知母一钱五分。男加龟板五钱，女加鳖甲五钱，服五剂或十剂。如不愈再加附子三分，肉桂三分，另煎冲前药内冷服。愈后合八味丸，加盐水炒元参、知母、女贞、枸杞，一料痊愈。吹佛宝丹①。

飞扬喉

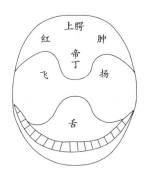

风热上壅气不通，红肿飞扬满口中。

急针患上除凶险，吹饮清咽可见功。

---

① 佛宝丹：《喉科指掌》作"金不换"。

此症风热上壅，上腭红肿，气不能通，咽物不下，从帝丁中飞扬满口。此系凶恶之症。急针患上出血泄气。

用清咽散①加连翘、葛根、黄柏、山栀、木通各一钱，生石膏四钱，一二服愈。

虚哑喉

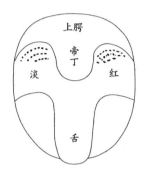

虚哑喉中肿不生，两仓红点少相侵。

声哑不明牙关紧，外风内火郁而成。

盖因喜吃酸涩物，致令肺气不能清。

急用清咽加减服，管教音朗得安宁。

此症喉间不肿，两边关内少有红点，声哑不明，牙关不开，此内火外风之症。因喜食酸涩之物，肺气不清故也。

治用清咽散加细辛三分，苏叶二钱，服一帖。声音不哑，换加生地二钱，丹皮二钱，盐水炒山栀一钱，木通一钱，花粉一钱，再二帖自愈。

---

① 清咽散：《喉科指掌》作"吹金不换，用六味汤"。

声哑喉

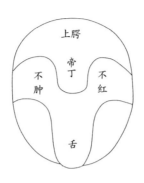

寒伏肺家不肿红，又无烂点独疼凶。

哑声食粥不能饭，切忌寒凉药力攻。

部位喉痈退半寸，清咽苏散即轻松。

此症生在喉痈地步，退后半寸，因寒伏肺家，不肿不红，又无烂点，惟觉干痛，但食米粥，不能吃饭。初起不可用凉药，三四日可愈。

治用清咽散加苏叶二钱，麻黄二钱，细辛五分。二帖后麻黄、苏叶各减一钱。再二日换加花粉一钱，黄芩一钱，羌活一钱，姜汁制半夏一钱，皂核二十粒，诃子二钱五分，拌童便炒，一半用生，桔梗五钱半，童便炒，半生用，甘草五钱半，童便炒，半生用。

烂痧喉

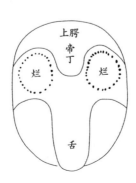

烂痧生于伤寒后，表邪未尽故相凑。

肿烂须知脾肺毒，除苛利用清咽透。

此症发于伤寒①之后，表邪未尽，生在关内肿烂，右关脉急，脾肺之毒可知也。

治用清咽散半服加酒炒黄芩二钱，花粉一钱，盐水炒元参二钱，葛根一钱，生石膏二钱，淡竹叶二钱，河车二钱五分，连服三四剂。如烂斑不退加生大黄三钱，津化八仙散、玉枢丹，每服五分，三服可收功。

乳 蛾 门

双乳蛾

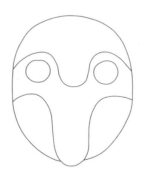

双乳蛾因感冒邪，樱桃形色两边堆。

症在脾胃身寒热，脉气弦而数更催。

急针四穴清咽饮，管教此患不倾颓。

---

① 寒：原缺，据《喉科指掌》补。

此症感冒时邪而发，生于关口上部，两边如樱桃大。身发寒热，六脉弦数，肺胃之症也。

治宜先针少商、商阳两手四穴，或挑患上出血亦妙。用清咽散加陈皮、海浮石、苏叶、羌活各三钱，两服可愈。如肿不退、六脉有力，可加生大黄三钱。

单乳蛾

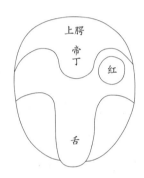

单乳蛾起为何因，盖以伤寒散未清。

其症或左或在右，恶心身热不安宁。

六脉浮数防痧疹，可用清咽解郁尘。

此症因伤寒后发散未尽，身热恶心，恐见痧疹，六脉浮数，生于双蛾之旁，或左或右。

治用清咽散加苏叶一钱，羌活二钱，鲜芫荽五钱，如无鲜者用子①亦可。一服退半，次日换②加酒炒黄芩二钱，花粉二钱，山栀一钱，赤芍一钱，木通一钱，痊愈。

---

① 子：《喉科指掌》后有"三钱"。
② 换：《喉科指掌》作"再"。

烂乳蛾

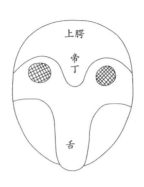

此症肺胃郁热蒸，色肿鲜红斑烂疼。

六脉弦紧宜刺穴，清咽加减法通灵。

此症因肺胃郁热，红肿烂斑大痛，难于饮食，六脉弦急。

早治宜急针少商、商阳两手四穴。用清咽散加葛根二钱，苏叶一钱，盐水炒元参一钱，酒炒黄芩二钱，冲柏叶汁一钟，漱喉间咽下。再用八仙散一服，津化咽下。次日去苏、葛二味，加山栀、木通、生地、丹皮、海浮石、花粉各二钱，如脉大有力加生大黄三钱，脉虚用八仙散同柏叶汁，照前漱咽，三四日可愈。如声哑背寒，清咽散加苏叶二钱，羌活二钱，细辛三分。

风寒蛾

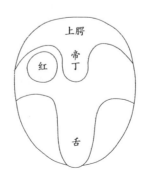

风寒蛾子大如李，寸关二脉紧浮起。

并在肺胃气不通，针穴清咽即退矣。

此症因风寒而起，肿大如李，头不能下视，气塞不通，寸关之脉浮紧，肺胃之症也。

治宜即针少商、商阳、少冲两手六穴。用清咽散加苏叶二钱，羌活二钱，一服自愈。若早用寒凉之剂，则不能退矣。

白色喉蛾

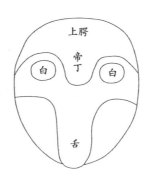

白色蛾肿塞满口，发寒发热脉浮弦。

此因肺受风寒气，急服清咽病自痊。

此症肿塞满口，身发寒热，六脉浮弦，乃肺受风寒也。

治用清咽散加苏叶二钱，细辛三①分，羌活二钱，外吹红、白狮丹。

伏寒乳蛾

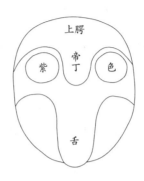

伏寒乳蛾其色紫，治同喉痈恭考行。

大约苏解凝寒气，吹用红狮丹可宁。

凡伏寒之症，其色必紫。治法同伏寒喉痈门。宜苏散凝伏寒气，外吹红狮丹。如遇孕妇喉痈，药忌服，可将药煎浓频漱喉间，吐去，亦可痊愈。

石 蛾

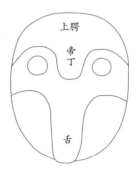

石蛾生发有两层，有原不足有胎生。

肝火痰结与辛苦，风热相乘恶血凝。

切忌初用寒凉药，不用刀针药自灵。

清咽着症施加减，雄黄退肿吹可频。

此症或胎生，或因本原不足。生于乳蛾地位，少进半寸。初起切不可用寒凉之剂，不必用刀针。此乃肝火老痰结成恶血，凡遇辛苦风热即发。

治用清咽散加川贝母一钱，生地二钱，牛蒡子一钱，丹皮一钱五分，麦冬一钱，木通一钱。四五帖如不退去，清咽散用生地一钱，丹皮一钱，象贝一钱二分，甘草一钱，牛蒡子一钱，桔梗八分，麦冬一钱，木通六分，薄荷一钱，加灯心二分煎服，以愈为止。外吹雄黄退肿药。

喉痹门

烂喉痹

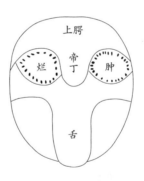

肝胃热毒感邪生，肿烂如花密数层。
两睛上视脉洪大，白斑痛苦食难吞。
即针入穴宜有血，再服清咽效更灵。
至若脉细身凉者，同针无血一般倾。

此症因肝胃热毒，外感时邪而发。形如花瓣，肿烂白斑，痛叫不食，目睛上泛，六脉洪大者，急针少商、商阳、关冲、少阴①两手八穴，有血则生，无血则死。脉细身凉者，不治。

治用清咽散加生大黄五钱，盐水炒元参二钱，酒炒黄芩二钱，生地二钱，海浮石二钱，山栀一钱，木通一钱。两帖后去大黄，加生石膏三钱，诃子一钱五分，柏子仁二钱，冲柏叶汁半钟服，津化八仙散一钱咽下。

白色喉痹

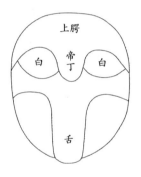

白色喉痹肺胃寒，脉迟身热急须看。

加减清咽一二剂，待变红色始能安。

此症因肺胃受寒，脉迟身热，色白不红。

治用清咽散加细辛三分，羌活二钱，苏叶二钱，陈皮一钱，二服可愈。如转红色干痛，已解则愈，如干痛②，可去前四味，换加山栀、木通、酒炒黄芩、生地、黄柏各一钱，痰多加海浮石、制半夏、天花粉各一钱。

---

① 少阴：据医理疑指手少阴心经的井穴少冲穴，下同。

② 已解则愈如干痛：此七字据医理疑衍。

伏寒喉痹

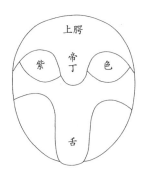

　　伏寒喉痹由肺生，脉缓寒重紫色形。

　　不可误用寒凉药，加减清咽症自轻。

　　肿与不肿皆同治，细酌神思病易宁。

　　此症肺经脉缓，寒重色紫，亦不大肿，若服凉剂，久之必烂。凡遇此紫色者，切不可作火症看。

　　治用清咽散加细辛五分，麻黄一钱，桂枝一钱，苏叶一钱，瓜蒌一钱，诃子一钱，牛蒡子一钱。甚者或吐出紫血块者，亦服此药。未烂者加苏叶二钱，细辛三分，海浮石一钱五分，柴胡一钱，肿与不肿同治。

双喉痹

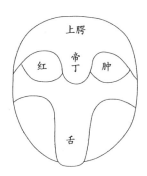

双喉痹生上腭间，疼痛难餐似橄榄。

胃家积热脉洪大，针必清咽自解烦。

若遇烂者一例刺，神医束手亦称难。

此症生于上腭，关内两旁形如橄榄，痛而难食，胃家积热所致，或发寒热，两关洪大者是也。

治宜即针患上，或商阳穴针之，亦可先用清咽散一服。次日加酒炒黄芩、山栀、木通、盐水炒元参各钱半，再服即愈。烂者不可针患上①。

单喉痹

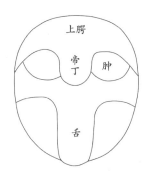

单喉痹在左右间，治法同前一样看。

医者仔细推其理，管教患者立时安。

此症或右或左，治法与双喉痹一样。

---

① 患上：《喉科指掌》后尚有"吹金不换"。

淡红喉痹

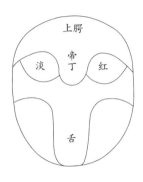

淡红喉痹痛难餐，肿如鸡子发热寒。

眼红呕吐防斑毒，急针八穴自平安。

再服清咽发痧疹，后换清咽解毒燔。

大约时邪散未尽，虚沉细数脉中看。

此症因伤寒时邪未清之故，肿如鸡子，饭①食不下，两关沉细，两寸尺虚数，身发寒热，眼红呕吐，恐有斑毒在内。

治宜急针少商、少阴、商阳、关冲两手八穴，或患上挑破。用清咽散加苏叶、羌活、葛根各二钱，鲜芫荽五钱，服一帖，满身发出痧疹，呕吐即止。或身热不退，喉外亦肿，此内火外泄也，换加生大黄三钱，葛根、黄芩、山栀、元参、花粉各二钱，生石膏五钱，滑石二钱，木通一钱。服二帖后去大黄、石膏二味，五帖可痊。有烂斑用八仙散一

---

① 饭：《喉科指掌》作"饮"。

服，津化咽下，兼吃柏叶汁。

走马喉痹

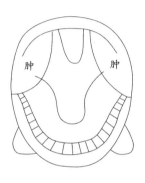

走马喉痹势来凶，肝脾火闭热寒重。

脉洪大生沉细死，急针穴血有奇功。

　　此系急症。肝脾火闭不通，而为痹。或发寒热，脉洪大者生①，沉细者死。

　　治用六味汤加葛根二钱，细②辛五分，漱之，再加角刺二钱，归尾二钱，赤芍一③钱，河车二钱，生大黄五钱。痰多加浮石三钱，制半夏二钱。身热背寒加羌活一钱，苏叶一钱。即刺少商、商阳、关冲两手六穴，血多为妙。

---

　　① 生：原缺，据《喉科指掌》补。

　　② 细：《喉科指掌》前有"柴胡一钱"。

　　③ 一：《喉科指掌》作"二"。

喉 风 门

内肿锁喉风

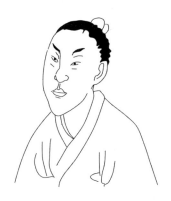

内肿锁喉肺胃经，阴阳相结幻相成。

痰喘先用吐痰法，内服清咽外刺针。

弦紧洪大皆能治，脉中沉细则难存。

此症因肺胃两经阴阳相结，内塞不通，外无形迹，喉闭痰喘。

治宜先用吐痰法：以鸡蛋白冲白矾汤灌吐，或用桐油以鹅毛蘸搅喉间，以吐为度。再用清咽汤加麻黄二钱，生大黄五钱，细辛一钱，苏叶二钱，桂枝①一钱，用水煎滚数沸服，或泻或吐为妙。如不吐泻，可针少商、商阳、关冲、曲池、合谷两手十穴，有血则生，无血则死。左右寸关弦紧洪大者生，沉细者难治。吹雄黄消痰药。

---

① 桂枝一钱：《喉科指掌》后有"羌活二钱"。

缠喉风

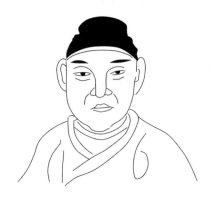

缠喉风肺感时邪，痰涎壅闭颈缠蛇。

反背角弓牙紧凑，开关探吐刺颊车。

回春更用清咽散，脉细沉时命可嗟。

此症因肺感时邪，风痰上壅，阴阳闭结，内外不通，如蛇缠颈下壅塞，甚者角弓反张，牙箍紧闭[1]。

治用开关散：皂角刺一钱，细辛五分，冰片二分，共研细末，吹入鼻内。再针颊车左右两穴，点艾数壮，牙关可开。即用前吐痰法灌吐。不吐再针少商、商阳、关冲、少阴、少冲[2]两手十穴，有血为度，无血难治。用清咽散加生大黄二钱[3]，羌活二钱，苏叶二钱，诃子二钱，煎数沸灌下，或泻或吐为妙，如不吐泻，针之无血，六脉沉细者不治。吹雄黄[4]消痰药。

---

① 闭：原缺，据《喉科指掌》补。

② 少冲：据医理应指"中冲"。

③ 二钱：《喉科指掌》作"一两麻黄二钱"。

④ 雄黄：《喉科指掌》作"胆矾"，两药皆可用于喉痹症。

弄舌喉风

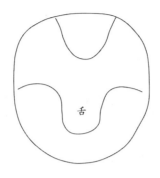

舌

弄舌喉风时吐出，常将手弄命须臾。

宜刺少商流去血，随饮珠黄痰即除。

雄黄化毒均宜用，将刀刺肿解沉危。

加减清咽理症势，黑狮吹上立时苏。

此症因风久积于内，哑不能言，舌常吐出，将手频弄。

治法：刺少商、少阴、少阳出血，去痰涎。饮珠黄丸，或服雄黄化毒丸七粒。肿处吹黑狮丹，下刀吹。后加减清咽散。

匝舌喉风

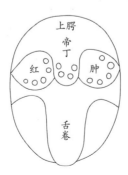

上腭
帝丁
红　肿
舌卷

匝舌喉风症不良，百中选一体难康。

更兼齿落牙关黑，症由积热肺肝伤。

姑用清咽散急服，或有生机再酌详。

此症生于喉之上下两旁，小舌有小泡，或红，或紫，外脸皆肿，喉内不肿，舌卷粗大，乃肺肝积毒所致，此恶症也。治此好者甚少。

用清咽散加黄连一钱，黄芩二钱，大黄四钱，生用，连翘二钱，冲玉枢丹一钱。急进三四服，或有可生。如牙关黑肿，摇头落齿者难治。

虚烂喉风

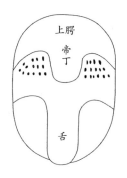

虚烂喉风虚火炎，鲜红上下白斑全。

痛烂不肿脉细数，初起清咽散可痊。

如若两关脉沉大，须从结毒治为先。

此症因本原不足，虚火上炎，生于喉之关内，上①红

---

① 上：《喉科指掌》作"上下"。

色，白斑痛烂，不肿，六脉细数。

治法：初起用清咽散加盐水炒元参二钱，酒炒黄芩二钱，盐水炒山栀一钱，花粉一钱，生地三钱，丹皮一钱，连进二服。去清咽散，加盐水炒知母、黄柏各钱半，服五帖。如两关沉大，作结毒治，用药照胃热毒门。

白色喉风

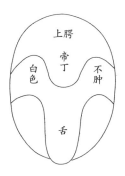

喉风白色寒包火，不肿皆由伏肺经。

红紫烂斑脉象数，当用清咽两服轻。

此症因寒包火伏于肺经，白而不肿，上有红紫烂斑，脉象不数，身热怕寒，火欲外发。

也治用清咽散加葛根二钱，麻黄一钱，苏叶一钱，柴胡一钱五分，细辛五分，花粉一钱五分，桂枝一钱，羌活一钱五分，服一二帖，兼八仙散一服，津化咽下。变红色，换加盐水炒元参二钱，酒炒黄芩二钱，山栀一钱，木通一钱，二帖可愈。紫色喉风同此治法。

酒毒喉风

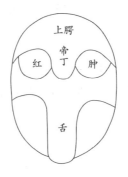

酒毒喉风酒味沉，红肿多痰咽物疼。

肺脉独迟两关大，消肿清咽妙若神。

此症因醇酒厚味，生于关内，红肿痰多，咽物不下，肺脉独迟，两关脉皆大。

治宜清咽散加生甘草一两，葛根三①钱，海浮石三钱，枳椇子二钱，花粉二钱，山栀二钱。明日换加盐水炒元参、生地、丹皮各二钱，四帖而愈。

劳碌喉风

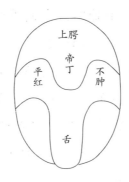

---

① 三：《喉科指掌》作"一"。

劳碌喉风肝肾虚，发于关内满喉齐。

　　红根白点常不肿，血腥满口味难移。

　　数脉中空成芤脉，早饮清咽病可离。

　　此症肝肾两虚，发于关内①，满喉少有红②，根白点平而不肿，常有血腥气，劳碌即发。

　　治用清咽散加盐水炒元参一钱，盐水炒知母二钱，生地二钱，丹皮一钱，木通一钱。次日换加连翘二钱，酒炒黄芩二钱，花粉二钱，盐水炒山栀一钱。两日后去清咽散，换煎方：用盐水炒元参二钱，女贞子一钱五分，生地一钱五分，麦冬一钱，去心，酒炒黄芩一钱，丹皮二钱，枸杞二钱，龟板三钱，生首乌五钱，生甘草一钱，两帖则愈。其脉象六部数而中空者，芤脉也。

酒寒喉风

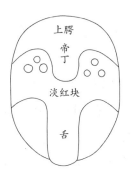

　　酒寒喉风酒后寒，淡红小块数颗安。

　　虽然平坦难食物，两帖清咽病自删。

---

① 关内：原缺，据上文及《喉科指掌》补。

② 红：《喉科指掌》后有"点"。

此症因酒后遇寒而发，两仓平而不肿，有淡红块四五粒，咽物觉痛，身无寒热，六脉洪大。

治用清咽散加花粉一钱，枳椇子二钱，酒炒黄芩二钱，干葛一钱，一二帖自愈。

肿烂喉风

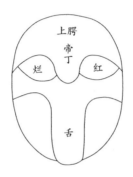

肿烂喉风仔细看，风火内炽肺胃间。

初起即用清咽散，加减数帖即平安。

此症因风火内炽肺胃，初脉洪。

用清咽散加葛根、花粉各一钱。如红烂不退，药不能入，可用清咽散加淡豆豉、木通、山栀、盐水炒知母各一钱，花粉、当归、柏子仁各钱半，丹皮二钱，生地一钱五分，海浮石三钱。连服二帖，兼用柏叶汁一钟冲药，漱之。

肺寒喉风

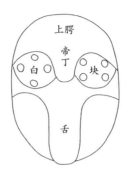

肺寒喉风肺受寒，形如扁豆壳相看。

寸关弦紧平不肿，背寒怕冷食难餐。

清咽加减苏寒气，病体从教立刻删。

　　此症因肺受重寒，生在关内下部，两边如扁豆壳样，右寸关弦紧，平而不肿，大痛难食，不穿不烂，背寒怕冷，不能食。

　　治用清咽散加羌活、苏叶各二钱，当归、柴胡、牛蒡子、桂枝各一钱，细辛五分。

辛苦喉风

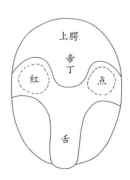

辛苦喉风辛苦发，不肿红疼常出血。

上部之脉皆洪紧，急服清咽自怡悦。

　　此症因日夜辛苦而发，不肿红痛，帝丁左右出血，上部之脉洪紧。

　　治用清咽散加盐水炒元参二钱，酒炒黄芩二钱，山栀一钱，木通一钱，连翘二钱。火重者加生地二钱，盐水炒知母二钱，丹皮一钱，泽泻一钱，花粉一钱，二三帖痊愈。

淡红喉风

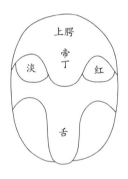

淡红喉风感冒生，脾肺风邪伏在中。

急针六穴兼挑患，再饮清咽大有功。

　　此症肺脾感冒风邪而发，肿连帝丁，喉塞不通，声音不清，右寸关脉弦紧。

　　治宜针少商、少冲、关冲两手六穴，急者患上亦可挑破。用清咽散加苏叶、羌活、葛根各二钱，一服即退。

息肉喉风

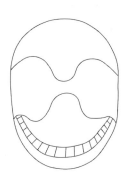

息喉之症恶秽生，咽中生肉赤层层。

口出鼻涎气壅塞，清咽散服自通灵。

枸橘叶煎频漱服，不消刺血安心神。

忌餐酒腐鱼虾类，免教痛苦受沉沦。

此症因受污秽之气及风热而起，喉间生赤肉，层层相叠，渐渐肿起，由此出臭气，气塞不通。

治用清咽散，吹绿狮丹，以枸橘叶煎汤频频漱服。如叠肉不消，可用针刺去血。

哑瘴喉风

哑瘴喉风口不言，牙关紧急吐流涎。
急用神仙枣塞鼻，即刻通关可泰然。
喉中有肿还宜刺，清咽散力妙通仙。
面紫舌青唇色黑，泪多爪甲入黄泉。

此症乃风痰壅于咽膈之间，是以口不能言，牙关不开。

治宜急用神仙枣二枚塞鼻内，开关、探吐风痰。喉中有赤肿处，吹黑狮丹，下刀去血，服清咽散。如面紫、舌青、唇黑、鼻流冷涕、爪甲多青、目赤多泪者不治。

骨槽风

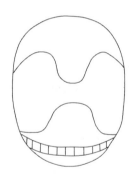

骨槽风起太阳经，皆因郁怒致伤筋。
思虑伤脾肌肉结，耳下牙关紧痛生。
垂下五分灸七壮，次用清咽亦用针。
清咽散火初宜用，中和内托值千金。

此症因忧思恐虑，太阳经受邪毒，交流于经络中。或郁怒肝经受伤，致筋骨紧急；思虑伤脾，致肌肉结肿；膏粱厚味，致脓多臭味。小儿生此乃禀气虚弱，感风暑湿热，或过食肥甘，生于耳前、耳下，肿连腮项，皮肉微痛，筋骨略有小核，渐如李大。红肿，寒热如疟，或上或下，左右牙关紧急，初则坚硬不消，久则疮口难愈。

治法：先探风痰。用艾灸肿项及耳垂下五分，各灸七壮，次膏贴以泄内毒。外肿处用金箍散敷，牙关肿处吹白狮丹，以刀刺去血，服中和汤、千金内托散加麦冬、五味子，使水升火降，脾健金清乃愈。若腐烂、虚热不退，坚硬不消，形体消瘦者死。

卷 三

喉^① 痈 门

伏寒喉痈

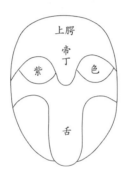

伏寒喉痈内积寒，外感时邪发两关。

脓痛紫红脉浮象，清咽加减立时安。

此症因积寒在内，外感时邪而发。紫红肿痛于帝丁两傍^②，脉浮不数。

治用清咽散加羌活、河车、赤芍、葛根、山甲、归尾各二钱，皂刺、苏叶、木通各一钱，细辛三分。两日后加山栀一钱，去羌、葛二味。四五日可愈。

---

① 喉：原作"咽"，据目录改。
② 傍：同"旁"。

肿烂喉痈①

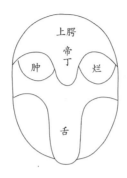

肿烂喉痈溃烂凶，脾家积热发于中。

寸关两脉皆洪大，针穴清咽服有功。

此症脾家积热而生，红肿溃烂，两寸关肺②脉洪大者是也。

治宜针少商、商阳、关冲、少冲两手八穴，血多为妙。以津化八仙散一服咽下，再用清咽散加盐水炒元参二钱，盐水炒黄柏、酒炒黄芩各钱半，生大黄三钱，山栀、木通③各一钱，河车二钱。如一服后可去大黄，不必再泻。三日后，用十八味神药，柏叶汁咽漱即愈。外吹凤凰散或白狮丹。

淡白喉痈

淡白喉痈何以痈，肺脾寒气受于中。

切忌误用寒凉药，七日之内必成脓。

---

① 痈：原作"风"，据目录改。

② 肺：据医理疑衍。

③ 通：原缺，据《喉科指掌》补。

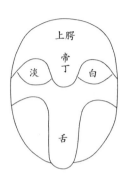

有脓即用针挑破，外针穴血自轻松。

加减清咽三四帖，管教全愈见奇功。

此症因脾肺受寒，其色不红，若用寒凉之剂，七日之内必成脓溃，六脉弦紧，身发寒热。

治法：即用针挑患处出脓，初起①，针少商、商阳两手四穴，出其紫血，用清咽散加苏叶、赤芍、归尾各钱半。次日换②加：山甲、角刺、河车各二钱。

大红喉痈

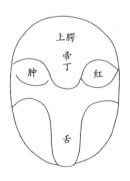

---

① 起：《喉科指掌》后有"肿"。

② 换：《喉科指掌》作"再"。

此因肺脾积热甚，肿胀成痈色大红。

六脉洪大身寒热，针穴清咽病自松。

此症因肺脾积热，其色鲜红，肿胀关内，六脉洪大，身发寒热。

治宜急针少商、商阳两手四穴，或针患上出血。先用山栀、木通各一钱，海浮石、生大黄、归尾、角刺、山甲、河车各三钱，黄芩、花粉、赤芍各钱半，河水煎二三十沸后，下清咽散内去前、枳二味①，同煎数滚即起，二帖可愈。

声哑喉痈

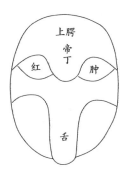

声哑喉痈寒太重，肺脏闭塞以成痈。

汤水不入声音哑，或生斑烂热寒攻。

肺脉沉而兼带涩，脾胃脉洪清咽通。

待至声音全不哑，细心加减见全功。

---

① 清咽散……二味：即"六味汤"。

此症因着寒太重，肺脏闭塞，以致汤水难入，或有烂斑。肺脉沉涩，脾胃脉洪大，背寒身热。

治用清咽散加羌活二钱，葛根二钱，苏叶二钱，一服漱之。二日后声音不哑，去前三味，换加花粉一钱，乳香五分，葛根、酒炒黄芩、归尾、赤芍、山甲、角刺各二钱。再服八仙散、玉枢丹，二帖痊愈。

单喉痈

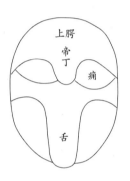

单喉痈或左右生，身热背寒脾肺经。

有红点者因风火，无红点是风寒凝。

当用清咽散自效，苏寒解热自然平。

此症或左或右。身热背寒，脾肺之症。有红点者，风火；无红点者，风寒。脉象如前。

治用清咽散加苏叶二钱，羌活二钱，漱之。次日再加赤芍、归尾、山豆根、山栀各钱半，服一帖即愈。

外症喉痈

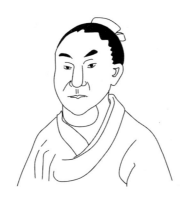

外症喉痈颔下生，天突穴上乃为真。

内外皆肿饮食碍，初见无痰内少形。

此因风毒相凝聚，清咽加减渐能轻。

日久如已成漏管，十全大补可安宁。

此症生于颔下，天突穴之上，内外皆肿，饮食有碍，初起无痰涎，内不见形迹，乃风毒也。

治用清咽散加黄芪、角刺、山甲、归尾、赤芍、河车各二钱，红花、葛根各一钱，乳香五分，连进三服，以消为止。如已成漏管，用十全大补汤收功。

兜腮喉痈

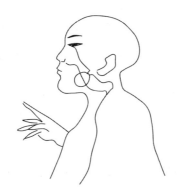

兜腮喉痈生腮下，又换悬痈郁积寒。

清咽用以消为主，脓恐针之成漏顽。

参芪可以或期效，遇此须当仔细看。

此症生于腮下，其名悬痈，因郁积寒气而发。

外用宫灸之法二壮。治用清咽散加山甲、归尾、角刺、川芎、白芷各一钱，升麻三分，红花五分，乳香五分，以消为度。有脓针之，成漏管者多用参、芪内托，或可收用药之功。遇症不可轻忽。

舌上痈

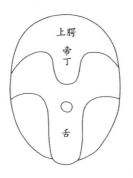

舌上痈生舌正中，大如梅子部能言。

此因热入心包络，红肿能生黑命捐。

脉喜洪大兼浮数，细缓来时病可嫌。

急用清咽吹丹药，夹风还要去风涎。

此症生舌中心，如梅子大，不能言语。因热入人心包络而发，左寸脉宜洪大而数，不宜细缓，形症红肿者可治，黑者不治。

治用清咽散加川连二钱，连翘五钱，河车五钱，生大黄四钱，地丁三钱，吹白狮丹，重加瓜硝搽之，或加牛黄二三分更妙。

舌下痈

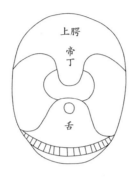

舌下痈生津液穴，肾脾积热肾水竭。

左右尺脉皆洪数，饮药吹丹照前诀。

此症乃脾肾积热，发于舌下。而舌下金津、玉液二穴通于肾经，肾水枯竭故生此穴。诊其左右尺脉洪数者是。

治用清咽散加生地二钱，河车二钱，葛根一钱，丹皮一钱，花粉一钱，元参三钱。二服后用十八味神药收功，吹药如前。

上腭痈

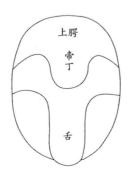

上腭痈如梅核挂，煿炙胃家火毒存。

收功虽有症亦重，须延三两月程深。

此症高如梅核挂，下不能饮食。因胃家受炙煿之毒，积火而发。

治宜解毒之剂。草河车三钱，石膏五钱，地丁二钱，归①尾二钱，赤芍、山甲、角刺各钱半，丹皮、花粉、葛根各一钱，服四五帖或十帖。兼用玉枢丹，每日服五分。外吹白狮丹。其症非小，二三月收功者亦有之。

大 舌 门

木 舌

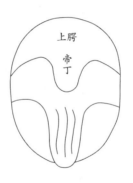

木舌心脾肝积热，舌粗紫胀不能言。

多因平日喜煿炙，留滞中宫实可嫌。

急宜承气兼解毒，实症能医虚命捐。

此症心脾肝三脏积热而发。舌粗紫胀，食滞中宫，不能言语。因多食煿炙所致。左右寸关之脉俱洪大者，实症，可治；六脉虚细者，不治。

---

① 归：《喉科指掌》前有"生地二钱"。

治宜急砭出紫血，服大承气汤兼黄连解毒汤加山栀、木通、连翘、花粉各二钱，赤芍、河车各三钱。服二帖后不应，重加生大黄以泻热毒。再用清咽散漱口，不必咽下。

白肿舌

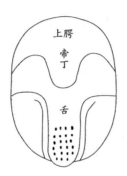

此症风寒郁内成，白肿舌中硬且疼。

加减清咽看胎点，另研细末搽能平。

此症因风寒郁积于内。六脉弦紧，舌肿硬痛。

治用清咽散加细辛三分，苏叶一钱五分，白芷一钱，当归一钱五分，川芎一钱，葛根一钱。若白胎上有黑点而滑者，用淡附子、干姜各五分煎服，再用干姜、冰片、麝香、青皮等分，共为细末，时搽舌上即愈。

烂边舌

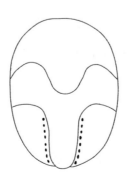

脾家湿热不能清，大舌四边糜烂生。

峡与口唇牙肉症，肿烂相同一样行。

总以清咽为主治，外吹佛宝散全轻。

此症脾家湿热不清，大舌四边发疳，白点糜烂。

治用清咽散加小生地二钱，滑石三钱，淡竹叶一钱，薏仁米一钱五分，猪苓一钱五分，泽泻一钱，车前一钱，甘草梢一钱，二帖而愈。外吹佛宝散，口唇牙肉烂肿，同此治法。

红点紫舌

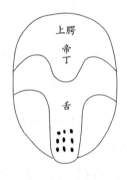

红点紫舌心脾经，热极所致满口生。

红点带紫时作烂，更有赤斑发向身。

清咽加减苏其热，甚则大黄泄可轻。

六脉不数不照此，端在医工仔细寻。

此症因心脾二经热极所致。满口红点紫色，作烂疼痛，或身有赤斑。

治用清咽散加熟石膏一两，葛根一钱五分，川连一钱，青黛一钱，酒炒黄芩二钱，黄柏一钱，木通一钱，山栀一钱，甚者生大黄三钱。如六脉不数者，不照此方。

纯紫舌

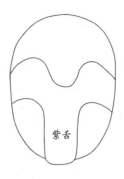

紫舌

此养伤寒发汗邪，葱酒之毒入心胸。

以致大舌皆纯紫，恶心欲吐气难通。

更恐发斑须化毒，芫荽泡酒搽为功。

此症因伤寒用葱酒发汗，酒毒入心，以致①大舌纯紫。

治宜用升麻一钱，葛梗②一钱，枳椇子二钱，石膏二钱，川连一钱五分，滑石三钱，木通一钱，人中黄三钱。如心烦不定加山栀一钱，淡豆豉一钱。恶心欲吐者，防发斑加芫荽一钱。外用芫荽冲烧酒揩背心为妙。

座莲花舌

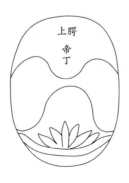

上腭
帝丁

① 致：原作"治"，据《喉科指掌》改。
② 梗：资善堂本作"根"。

一座莲上舌底开，脾家热毒积生来。

急针搽药清咽饮，管教患者不为灾。

此症因脾家热毒积久发，生于牙根内面，走窜如莲花一座。

治宜即针患上出血，搽药①。再针两手商阳穴，用清咽散加河车二钱，归尾、赤芍、川连、连翘各一钱，大黄三钱，山栀一钱，木通一钱，生地一钱，山甲一钱，生石膏五钱。二帖后如不退，用十八味神药收功。

重　舌

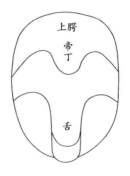

一舌之下复一舌，大舌粗短小舌疼。

左右寸关脉洪数，心脾之毒发而生。

久之必烂烂难治，即针出血可移轻。

黄连解毒汤宜服，神药收功效最灵。

此症大舌之下，生一小舌，大舌反缩粗短，小舌长痛。乃心脾之毒也。左右寸关两部之脉洪数，久之必烂，烂则难痊。

---

① 搽药：《喉科指掌》作"搽金不换药"。据原本"舌上痈"，包氏常用的搽药为"白狮丹"加味。

治法于初起时即针出恶血，搽药①，重加银粉霜。内服黄连解毒汤加生大黄五钱，如泻五六次，即服玉枢丹，或十八味神药。

莲花舌

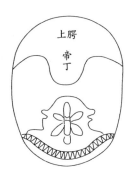

此舌心胃火②飞腾，状似莲花一朵生。

三黄汤宜加减服，外针二穴自安宁。

此症心胃之火飞腾舌底，状似莲花。

治法即针患上出血，用③三黄石膏汤加甘草五分，河车二钱。外针两手商阳穴即愈。

黄焦舌

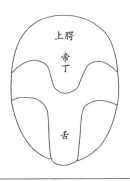

---

① 药：《喉科指掌》作"金不换"。
② 火：原作"大"，据下文及医理改。
③ 用：《喉科指掌》前有"吹金不换"。

黄焦舌因嗜酒多，遇寒而起即为疴。

或作呕恶心烦象，洪大之脉要揣摩。

三黄汤剂时加减，再无不应更违和。

此症因嗜酒太多，遇寒而起，大舌干黄。

治用三黄汤加枳椇、生石膏、人中黄。身发寒热用大柴胡汤加羌活一钱五分。如呕恶心烦，脉象洪大加生大黄四钱。佐以牛蒡、赤芍、干葛之类，再无不应。

舌上珠

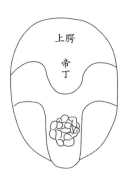

欲识名为舌上珠，白泡大小舌头铺。

心脾积热脉洪大，急挑出血下工夫。

搽药三黄汤内服，不妨再可用玉枢。

假如六脉迟细者，即便将前药味除。

此症因心脾积热，舌生白泡，大小不一，六脉洪大。

急挑破出血，服三黄汤加石膏五钱，河车二钱，地丁草一钱，兼服玉枢丹五分。一服如六脉迟细者，不可用前药。

舌下珠

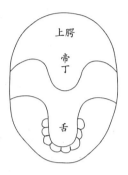

舌下珠因脾肾虚，清咽加减利补之。

入药可将盐水炒，元虚不足颇相宜。

舌下珠，因脾肾两虚之症。

六味汤加①盐水炒元参、生地、盐水炒知母、黄柏、木通各等分。

左雀舌

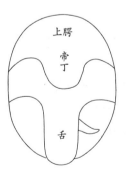

---

① 加：原缺，据《喉科指掌》补。

炙煿多生左雀舌，养以热毒积于胃。

大舌之旁生小舌，将针挑破溃其涎。

清咽内服可徐解，龙骨生肌散可贵。

此症因多食煎炒炙煿之物，积热毒于胃，故发于舌旁生一小舌，相近牙根。

初起将针挑破，以去其血，服六味汤加三黄汤、凉膈散治之。如久溃之烂，用龙骨生肌散收功。

右雀舌

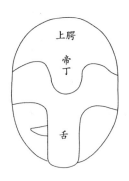

右雀与左雀一般，治法同前一样观。

清咽犀角汤皆好，医者留心贵业焉。

此症起亦积毒，治法于前，大同①小异，用六味汤加犀角地黄汤治之。搽药同前。

---

① 同：原缺，据《喉科指掌》补。

舌衄

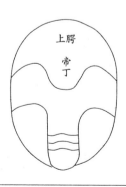

舌衄皆由心火炽，形如簪孔血流鲜。

急须搽上槐花末，四物丹连犀角煎。

赤豆一升生杵碎，水和取汁服通仙。

此症乃心火炽盛而起，舌上如簪孔，流血不止。

治用糁槐花末于舌上血孔处服①。犀角、丹皮、生地、赤芍、黄连、当归、黄芩、山栀、蒲黄，或用赤小豆一升，杵碎水三碗和捣取汁，每服一杯，不拘时服。如不愈，六味地黄汤大剂加槐花三钱，煎服即愈。

舌上龟文

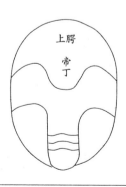

---

① 服：同"敷"。

舌上龟文虚火动，状若舞皮色淡红。

四物桂丹加知柏，绿狮丹药慢收功。

忌用寒凉多克伐，寔①火休言在此中。

此症因思虑过多，多醒少睡，皆虚火动，口破舌上疼痛，状若舞皮，色淡红，而白斑、细点陷露龟纹，脉虚不渴。

治法：用四物汤加黄柏、知母、丹皮，肉桂以为引导，外以绿狮丹搽之。不可误作寔火，用寒凉之剂。按：寔火，因膏粱厚味，心火妄动而发，其色红紫，满口俱烂，腮舌皆肿，脉寔口干。宜服清咽散，外吹佛宝丹。

舌 疳

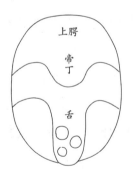

舌疳之症恶非常，心脾火毒积中央。

初如豆大渐如菌，暮重朝轻饮食妨。

怒则崩裂透腮舌，串延项颔核滋昌。

名为瘰疬风难治，百人患此百消亡。

《心法》曰：舌疳者，由心脾毒火所致，其证最恶，

---

① 寔（shí 拾）：同"实"。

初如豆，次如菌，头大蒂小，又名舌菌，疼痛红烂舞皮，朝轻暮重，急用北庭丹点之，自然消缩而愈。若失于调治，以致焮肿突如泛莲，或有状如鸡冠，舌本短缩不能伸舒，妨碍饮食言语。时津臭涎，再因怒气上冲，忽然崩裂，血出不止，久久延及项颔，肿如结核，坚硬臖^①痛，皮色如常，顶软一点，色黯木红，破后时津臭水，腐如烂绵。其证虽破，坚硬肿痛，仍前不退，此为绵溃甚，至透舌穿腮，汤水漏出，是以又名瘰疬风也。盖舌本属心，舌边属脾，因心绪烦扰则生火，思虑伤脾则气郁，郁甚则成斯疾。其证外势颇类喉风，但喉风则喉与咽常肿，汤水不能下咽。此证咽喉不肿，可以下咽汤水，胃中亦思饮食。因舌不能转运，送送饮食，故每食不能充足，致令胃中空虚而怯。证悉添，日渐衰败。颔下肿核初起，宜用导赤汤加黄连，外用锦地罗蘸醋磨敷。虚者，归脾汤；便溏者，归芍异功汤。自古治法虽多，然此一证，百无一生，纵施药饵，不过苟延岁月而已。

北庭丹（《清溪秘传》）

番石囟五分　人中白五分　瓦上青苔一钱　溏鸡粪一钱
瓦松一钱

上药用倾银罐子二个，将药装在罐内，将口封固，外用盐泥固剂，以炭火煅红，俟三炷香为度。候冷开罐，将药取出，入冰片、麝香各一分，共研细末，用磁针刺破舌菌，用丹少许点上，再以蒲黄盖之。

---

① 臖（xìng 兴）：肿。

小舌门①

胃火小舌

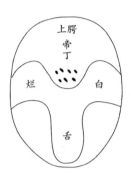

胃火小舌脉浮洪，脾火毒久郁于中。

清咽散饮一二服，管教病失患无踪。

间因炙煿醇酒味，鱼骨刺疼咽不通。

火毒二般须细认，此非结毒势头凶。

此症因脾家火毒郁久而发。小舌上生白点作烂，胃脉浮洪，乃多食炙煿醇酒厚味，或鱼骨刺伤，非结毒之比也。至诊脉时，胃部浮洪者为火，沉实者为毒，须明辨之。

治用清咽散加生石膏四两，酒炒黄芩二钱，花粉三钱，葛根二钱，山栀二钱，一二帖无有不愈。外吹红狮丹②，兼服柏叶汁。

---

① 小舌门：后原有"即帝丁"，据目录删。
② 红狮丹：《喉科指掌》作"金不换"。

胃毒小舌

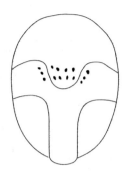

胃毒小舌发帝丁，毒从胃里发非轻。

脉沉洪大真结毒，治法休同一概论。

此症因毒结胃家。发于帝丁，形如前症。但胃脉沉而洪大，真结毒也，临症不可忽之。亦有红肿烂者，治法亦同。

治用十八味神药同玉枢丹，每日一钱。土茯苓每日四两，煎汤代水，多吃为贵。服①如不愈，合结毒紫金丹一料，冲玉枢丹同服，亦用土茯苓汤送下。早晚各三钱，吹佛宝丹收功。

积热小舌

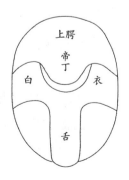

---

① 服：《喉科指掌》后有"一月后"。

積热小舌肝胃经，帝丁长硬毒飞腾。

咽物不下脉浮大，急以清咽效多灵。

此症因肝胃二经火毒飞腾。所以帝丁长硬，白衣裹满，咽物不下，右关之脉浮大。

用六味汤加山栀一钱，连翘二钱，酒炒黄芩二钱，黄柏一钱八分，生石膏三①钱，滑石二钱，赤芍一钱，葛梗一钱，木通一钱，河车二钱。服玉枢丹，二三服无有不愈。

纯白小舌

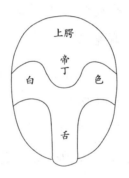

纯白小舌起胃经，帝丁变白软而疼。

玉枢五服稍除毒，广药还煎土茯苓。

脉力浮洪是火症，两般治法要留心。

此症因胃家积毒，帝丁忽变白色，软大而痛。右关之脉洪沉。

先用玉枢丹，每服七分，十服或五服。再用土茯苓煎汤代水，后用广疮药二十一服，银花汤送下。如胃脉不沉，反浮洪者，作火症治。用六味汤加生石膏三钱，酒炒黄芩二

---

① 三：资善堂本作"二"。

钱，山栀二钱，车前子二钱，滑石二钱，葛根二钱二分，木通一钱，天花粉一钱五分，山豆根二钱二分。即此一症，两治之法也。临症必详脉理，然后下药为妥。

悬旗小舌

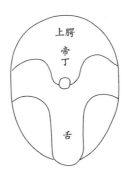

悬旗小舌帝丁尖，头变粗垂一粒圆。

形若樱桃桂圆核，多因酒味胃中燃。

郁发浮洪呈脉□①，清咽急用自安然。

悬旗风，生于帝丁下垂，尖头变圆粗，如桂圆核大，红如樱桃。此因多食厚味燥酒，以致胃火郁盛而发。胃脉浮洪者是。

治用清咽散加甘草五分，枳椇子二钱，赤芍一钱八分，河车二钱，二服可痊。或肿处出血，吹金不换亦妙②。

---

① □：原缺，疑作"象"。

② 吹金不换亦妙：原缺，据《喉科指掌》补。

卷 四

杂① 喉 门

松子喉疔

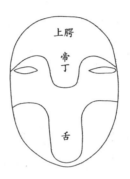

松子喉疔松子形，色似猪肝喉畔生。

张口吐物则气逆，饮食将来不下咽。

金锁吹喉吐淡②沫，秘药吹喉即用针。

急进三黄凉膈散，加上荆防效如神。

此症因上焦风热而起，喉中肿起，形如松子，色若猪肝，口内满喉皆赤，张口吐物，则气逆关闭，饮食不能是也。

治者，有痰用金锁匙吹之，沥去痰涎，本药用小刀刺

---

① 杂：原作"咽"，据目录改。
② 淡：据文义应作"涎"。

肿处出血，再以和①药合吹，服三黄凉膈加荆芥、防风。

走马牙疳

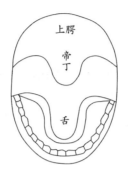

走马牙疳如马迅，肥甘炙煿起阳明。

牙龈黑烟多脱落，顷刻沿开臭秽生。

象后年千频拭净，秘加片麝或冰硝。

三黄粘子消疳饮，何必他方把药寻。

此症原序属于《外科正宗》，不必重录。

喉　单

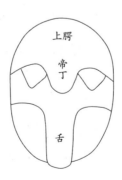

风热郁毒生喉单，此症由来发在肝。

---

① 和：资善堂本作"秘"。

垂根头现小红点，针穴清咽患自安。

　　此症因肝风郁热动气而生，在关口上部下垂，根大头小，红色大痛。

　　先针患上出血，六①味汤一服，明日加柴胡、钩藤、赤芍、生地、丹皮、河车各一②钱，连翘、黄芩酒炒、黄连各二③钱。多煎数滚，服之。

喉　菌

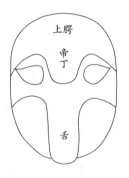

　　喉菌皆因胎毒生，或由心胃火相侵。

　　妇人忧思多患此，惟在治者用心寻。

　　此症属忧郁，血热气滞妇人多患之状。如浮萍略高，面厚紫色。小儿亦有之，因胎毒所致，或因心胃火邪生于喉内，如菌样。不可用刀针。

　　治用黄连解毒汤、玉枢丹，轻则半月或廿天可愈，重则偼月④或月余，治之得法可愈，亦须守戒忌口。

---

① 六：《喉科指掌》前有"吹金不换、漱"。
② 一：《喉科指掌》作"二"。
③ 二：《喉科指掌》作"一"。
④ 偼（jǐn 尽）月：满一整月之谓。

喉 瘤

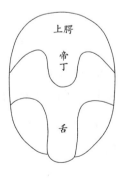

喉瘤因恼怒伤肝，高叫迎风诵读贪。

气血聚凝成此患，养元还用玉枢丹。

此症因恼怒伤肝，或迎风高叫，或本原不足，或诵读太急，所以①气血相凝，生于关内，不时而发，治宜调木养原之剂，玉枢丹、地黄丸俱可常服，难许速愈，吹雄黄淡②痰药。

喉 疖

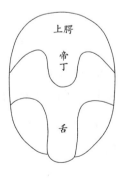

---

① 所以：《喉科指掌》作"以致"。
② 淡：当作"消"。

喉疬生于雄尾中，初如梅核在喉咙。

吐之不出咽不下，病起缘由怒气宗。

刺破吹上冰硼散，雄黄化毒有辛①功。

再服四七汤为妙，须教患者病无踪。

此症生于雄尾之中，初起如梅核，在咽膈之间，吐不出咽不下，主三日渐上喉疬之间，乃七情所致也。用刀刺破，吹冰硼散、雄黄化毒丸，再服四七气汤。

左阴疮

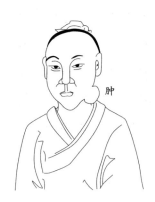

肿

此症生于颊车之下，内热外寒，皮色不变，身发寒热，肿大如鳗鲤②，俗名鳗鲤温③。

治用六味汤加万灵丹一服，同药化下，如变红色，用喉痛药治。便结加生大黄三钱，玉枢丹亦可服。

症属少阳，用柴胡、牛蒡子汤兼六味汤漱之。

---

① 辛：当作"奇"。

② 鲤：原缺，据《喉科指掌》补。

③ 温：古同"瘟"。

右阴疮

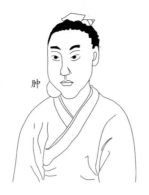

肿

此症生于右颊车下，亦系阴疮，说与前症相同，治法
亦同。

开花疔

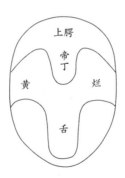

上腭
帝丁
黄
烂
舌

开花疔因怒气生，状若开花取此名。
吹本用刀平割去，秘搽下烙病无形。
三黄凉膈初宜进，千金内托治脓成。
毒若攻胸频气喘，疔形黑色命难存。

此症同喉疔一样，又因七情受怒而起，形若开花之

状。治者吹本、割去、下烙、吹秘、定痛，内服三黄凉膈散。散之后，以千金内托散，若黑色内攻，气喘者难治。治此者须要根下割方好。

回食丹

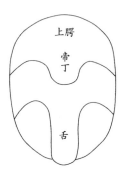

回食丹名梅核风，初若甸气入喉中。
郁气根由生此症，致人碍食不相通。
吹本用刀吹秘药，逐日将攻炙烙攻。
先用神方十八味，二陈四七化痰功。

此症一名甸气，一名梅核气，一名膈气。

气　子

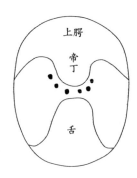

气子如珠因郁气，或紫或红在喉中。

劳心怒气皆能举，日久年深气欠通。

治者用刀先刺破，还将秘药上收功。

清气利咽真妙剂，须教病者喜颜逢。

此症因受气郁兼风热而起，生于喉间，如珠赤色，或紫或白，犯之即痛，受气即举，日久则嗌气。

治者吹秘药。用刀挑破出血，吹秘药，服清气利膈汤。

痰 胞

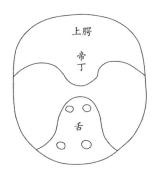

痰胞火升流舌下，壅肿如绵痛不安。

吹本①用刀须刺破，流去痰胶捺②令干。

还须吹上冰硼散，二陈加减即平安。

此症乃痰火流行，凝注舌下，结成泡肿，绵软石硬，有妨言语，作痛不安。治者吹本药，下刀刺破流出黄痰，

___
① 本：文英堂本作"药"。
② 捺（nà 那）：用手按。指用力下按擦去。

卷

四

九

三

若蛋清稠黏难愈，须捺净，吹冰硼散，内服加味二陈汤。

治喉方　治舌下硬肿如核，或重舌并木舌，满口生疮，清火化痰为主。

烟筒伤喉

治烟筒误伤咽喉，以至肿痛溃烂，仍以消风散血理伤之汤剂，如三黄宝蜡丸，吹苔萝散，亦可渐愈。

牙 齿 门

牙齿总说

齿与牙同类而异名。齿者，内床也；牙者，外版也。内床能嚼，而外版无为。能嚼则恒劳，而无为则恒逸。恒劳则易伤，而恒逸则无恙。故痛多在内床，而罕及于外版也。味之辛酸，气之厚薄，质之坚脆，性之冷暖，一咀嚼间而饮食之毒流渗于齿缝，其有余物，些少偶轧其中，未能即脱者，又于当风处剔之，甚至有剔伤出血者，几何而不为致病之阶①也？故齿痛之病，风痛居多，风入于内即时脉，肿痛连颊腮，咀嚼难合，此人之所最苦者也。而风痛之外，又有火与虫之属焉。风从外得，火自内生，而虫又火之所化也。何以言之？盖齿者，骨之苗，肾之余也，而齿根之肉当缝之深处，则属于足阳明胃之经。今之患齿痛者，岂真齿之痛耶？齿之坚，尤甚于骨，非血非筋，乃物之至顽而木者，何痛之有？痛之所在，则在于齿根之肉

---

① 阶（jiē 节）：由来。

当缝之深处也。以阳明有火热蒸于胃，胃家受热上通于齿，故其痛也，必臭秽难近，根肉深赤，齿缝流血，而味似咸，名为牙宣而多糜烂。此得之于胃火而成者也。其或痒或痛，或大痛难忍之际，又忽然痛止。而如无恙者，非属于风，非属于火，其虫之为蠹乎？然是虫也，又何从而生之？必有些须食物留于齿根，为火煅炼，藉血气而成也。啮其齿则齿碎，啮其肉则肉疼，其或不啮而微动，则肉痒。此虫痛之所以异于风与火也。或有不痛而焦枯脱落者，非胃热也，乃肾气衰弱不能固其根也。是以老人之齿多疏豁，而少壮者则无恙焉。观于此，则可以施治矣。又云上龈属足阳明胃，嚼而不动，下龈属手阳明大肠，动而不休。

药 例

风入齿缝，胀肿作疼，宜以防风为君，猪牙皂角、荆芥、升麻、白芷、薄荷、甘草为佐，挟热加黄芩、黄连煎服。又用升盐煅过，淬竹沥中取起。炙黄又淬，又炙，每青盐一两收尽竹沥一杯为度。碾为末，擦痛处，血水出即止。或用牙皂一钱，冰片二分，麝香一分，点入齿缝，其痛立止。

胃火上升，臭郁作痛，齿根红紫，宜以煅过石膏为君，白芷、升麻、竹茹、黄芩、黄连、酒蒸大黄、甘草为佐。挟风加防风、荆芥、薄荷、牙皂煎服，或加竹茹一团，细茶一撮，又用朴硝（提净煅过）二两，白芷、细辛各二钱，黄柏三钱为末，蚤①上洗面时搽之，或用煅过朴硝、钟乳石等分，少②加冰片、麝香为末，揩入痛处立止。

虫牙作痛，以雄黄、蟾酥、花椒、麝香等分为末，以枣肉捣成膏，拌药丸如黍米大，塞一粒于痛处，其虫皆化为水而出。

齿缝中出血不止，以竹茹四两，醋浸一宿，少少含之，不过三度，其血自止，或用蒲黄烧灰，用飞盐擦之，或用白矾煎汤，含漱立止。

牙疼不可忍，欲取落，不必用手，惟以草乌、荜拨各半两，用椒、细辛各一两为末，每用少许，揩在患处，内外不过三四次自落。

齿根摇动欲落，用生地黄、当归等分同煎浓汁漱之，其齿自牢。又有黑铅镕化，以新柳芽投入，炒之皆成灰。待冷时筛去黑铅，研细，日日擦之，最能固齿。

牙齿应用诸方

风火牙

粗碗一个，入潮脑二两于碗底内，上加苏薄荷叶五钱，以水将薄荷叶润透，细辛三钱，川椒三钱，甘松三钱，大黄三钱，白芷三钱，盖潮脑上，用绵纸糊碗口，放灰火上煅二炷香，开看纸上升的潮脑，每用少许搽之。

---

① 蚤：同"早"。

② 少：稍稍。

喉科杓指

九六

风火虫牙

雄黄、元明粉、潮脑、硼砂各二钱，荜拨、川乌各一钱。共研细末搽之。

又方 用清凉药，仍痛者用从治之药治之。

荜拨　川椒　薄荷　荆芥　细辛　潮脑　青盐

上为末搽牙，拔出热涎。

珠金丸

牙痛内外俱肿，状类伤寒发颐者，为搜牙风，涩以绀珠丹汗之，次以贵金丸下之，再次以用①痰降火之药调理。

牙 痈

牙痈胃热肿牙床，寒热坚硬痛难当。破流脓水未收口，误犯寒凉多骨妨。

此证由阳明胃经热毒所致，生于牙床，坚肿疼痛，身发寒热，腮颊浮肿。初宜服荆防败毒散，若大渴、烦、呕者，蟾酥丸汗之；便秘者，双解贵金丸下之；肿处宣软，刺破搽冰硼散。若初时坚肿，破流水，久不收口，过食寒凉者，必生多骨，俟骨尖刺出，摇则内动，始可取出，其口方能收敛而愈。

牙 疔

牙疔牙缝胃火成，大肠湿热亦可生。

肿如粟米连腮痛，若兼麻痒即黑疔。

---

① 用：疑作"涌"。

此证由胃经火毒或太阳经湿热皆可致之。每生于两旁牙缝，肿起一粒形如粟米，痛连腮项，若兼麻、痒、破流血水、疼痛异常者，即黑疔也，属肾火毒俱。用银簪挑破，以见血为度，搽拔疔散，再以蟾酥丸噙化，徐徐咽之。若烦躁、口渴者，宜服黄连解毒汤即愈。若失治，毒反攻心，令人烦躁昏愦者逆。

牙衄

牙衄牙缝内出血，胃肾二经虚实热。

实多口臭牙坚牢，虚者反此当分别。

此证由热而成，当分虚实，无论大人小儿，若胃经实热者，则血出如涌，口必臭而牙不动，宜服清胃汤，甚则服调胃承气汤，或用酒制大黄末三钱，以枳壳五钱煎汤，少加童便调服，下黑粪即愈。若胃经虚火者，牙龈腐烂，淡血渗流不已，宜服二参汤及补中益气汤加黄连、丹皮。若肾经虚者，血则点滴而出，牙亦微痛，口不臭，而牙动或落者，治宜滋肾。有火者，六味地黄丸，无火者，七味地黄丸，俱加猴姜，随手应效。若疳积气盛，兼服芦荟丸，外俱用小蓟散搽牙，随用青竹茹醋浸一宿，含漱甚效。

攒牙疳

攒齿疳者为牙根肉内钻出骨尖，如刺而作痛也。小儿多有之，用披针刺开，好肉取出，本牙如出血不止，以湿纸换贴二次自止。戒厚味，其牙复生如旧。

牙　搔①

牙搔属胃火，发于牙龈如豆大，或内或外，发无定处，治宜一切狮丹，吹之皆效。

牙　菌

牙菌生于牙龈，其形状紫黑色高低如菌，此属火盛血热而兼气郁而生，宜吹口疳药。

牙乂一名骨槽风

方症见第二卷喉风门。

小儿走马牙疳马牙疳

走马疳者，热毒上攻，虚脏所受。肾脏主骨，齿为骨余，上奔而溃，势如走马之速，或用胎毒成疳，宜吹口疳药加牛黄，倍珍珠、龙骨，无不立效。

小儿痘后唇口腮颊

小儿痘后口疳是湿热在于胃口。盖口乃脾之窍，若不早治，恐蚀其口唇、腮颊，口疳药吹之。

小儿痘后走马牙疳

牙疳起于痘后，余毒水②尽，因内热炽盛而成，吹口疳药加牛黄、珍珠。

小儿痧后唇口疳烂

小儿痧后余毒未尽，故发毒攻蚀唇口，腐烂成疳，宜

---

① 牙搔（zá 杂）：牙龈炎性赘生物。
② 水：资善堂本作“未”。

吹口疳药。

凡小儿痘后口疮牙疳，有阳火、阴火、土湿之别，其症均属余毒，而不知口疮之赤者，属阳火，在心脾；疮之白者，属阴火，在心肺，而兼土湿也。

牙疳穿唇落齿昔人状，为走马，而不知有急有慢。急者，气臭冲人，腐蚀之速直如奔兽，时有余之阳火毒在阳明；慢者，即疳蚀之类，毒流阴分，或因喉齿痘疮痰水浸渍以致溃烂，口无大渴，气味必微，是即胃经痰湿或肝肾贼邪，阴火挟余毒为患。一属有余，仍从凉泻；一归不足，必从温解。故口疮之白者每用辛热，为反治；牙疳之缓者多用八味，以导火归元。盖上之邪热有余，多由胃之湿郁上蒸，与夫水中之火不安其位，故冲于巅顶则头病，激于肌肤则身热，浮于头面则脸红，客于会厌则喉痛。宁口疮牙疳而必尽属有余之实火也，故一概用芩、连、犀、柏、膏、黄苦泻之药，往往令脾元日惫，肢冷颐红烦渴寒热，一派格阳在上，而犹曰毒火。若是之，难退也。岂知痘后气血有亏，有土湿有阴阳本气而为病者乎？若阴火阳火辨之以形症，更当辨之以脉法。六脉沉微，关寸无根者，此元气之元阳欲尽也。惟参术麦味佐附子，可以挽之。六脉细数，两尺无根者，此元阴之元阳欲竭也，惟地萸桂附佐生脉可以挽之。迨至龙雷一退，脉之细数必变为沉微，则药之地萸桂附亦当变为参术附子。至于中土之高卑燥湿，惟于右关之有力无力，软滑迟数辨之。土为万物母，病后一切余患，每以脾胃药收功。土之关系诚重也。

痧后骨热烦渴，唇口疳烂，当知有导火归元论。

痘后余毒多在骨节，疹后余毒多在孔窍。盖痘为阴毒，在骨节者多兼痰湿；疹为阳毒，在孔窍者多非实火。且疹最伤真阴，以小儿有根之精血，或始应发表而发表不透，继应解凉而凉解不专，致疹之烈焰上寻于肺，肺不能支而下导子气，水为金子而肾阴亏矣。肾亏而阴火更无藏身之地，由是少火变为壮火，良民化为贼。当耳目口鼻为疳为烂，一身之间，外为骨蒸，内为烧渴，龙雷随疹毒混为一途，而肆虐无穷。是始犹疹毒其后，遂龙雷迫营卫之本气为殃。斯时宗气亡于中，营气竭于里，徒守清凉者见形脱胃惫，莫敢下手，抑知阴翳之火有从治法，必导之归元。早若以保元八味或地黄饮子等方消息加减，则元气得力，阴火自归，太阳当天，龙雷自息，但使真阳真阴互为生化，而营卫各得其识，又何口疳骨蒸种种戕生？又何倭妨穷卒之不能制哉？特世之论疹，多以桂附为仇雠，以犀连为宝筏。夫有犀连之症，即有桂附之症。噫！世谓予为火部，佐下神冤矣。

附刻集验良方

破伤风敷药

治打扑损伤，伤风肿痛。

南星　地龙　半夏

上各等分，研末，用生姜、薄荷汁调搽患处。

破伤风内服

天麻一两　生南星泡去皮脐，一两　防风一两　荆芥三①两

上末每用五钱，连须葱白煎汤调下。

疗毒治方

夫疗毒，其害最速。生面目耳鼻之间，显而易见；生肩足衣遮之处，隐而微知。知觉早者，晨医夕愈；迟者，枉死甚多。即明疗易治，暗疗难防之语。故妇女而患暗疗者，至发觉误认伤寒，致毒攻心，走黄不救黄即毒也。如头面唇鼻肩臂手足等处生一泡，或紫或红或黄黑者，疗也。大凡疗毒害人甚速，若医治真实，迟不待缓，故录此以便检阅。

外用拔疗丹

江子仁数粒，灰火内洗存性，研末，用陈窗缝纸夹药唾津，贴于疮头之上立效

---

① 三：资善堂本作"一"。

疔毒丸

生军　枳壳　辰砂　血竭　雄黄　菊花　川芎　黄芩
黄连　姜黄　巴霜　乳香　没药　麝香　蟾酥

上各五钱共末，面糊丸桐子大，每服三五丸，重者九
丸，温酒送下。

简便方

用巴豆仁一个，同米饭一粒捣溶，搽疔头上，以荔枝
肉贴上，亦能拔出疔头。

汤烫火烧方

人被火烧汤泼，切不可沃冷水，以冷则热毒不出也。其
伤之轻者只取尿垢敷之；或伤处起泡，以桐油调银朱敷之；
若遍体受伤，必用泼火散。其方用大黄煎汁，石膏烧红淬汁
内，三烧三淬为末，可以内服，亦可外敷。未破者，麻油调
搽；已破者，干撒之。若重伤者，食少无眠，是痛伤气也，
宜补中益气汤。而俗人谓此症无补，必变凶危。又治汤火
伤，切不可以冷物及井泥冷物淋榻，盖以热得冷，深入至
骨，烂入筋脉后，多有手足挛缩之患。且恐毒火攻心难治
也。先服玄参饮，如药不得，便用萝卜汁二碗或童便皆可
服，以护其心，使火毒不能内攻。随用汤火伤方。

玄参饮

川连二钱　花粉二钱　元参二钱　陈皮一钱五分　桔梗一钱
五分　山栀一钱五分　竹叶二十片

水煎服。

又　方

麻油　白蜡　白蜜

先将麻油熬数滚，入白蜡化熬，再加白蜜，熬匀候冷，刷涂伤处即能止疼速愈。愈后并无斑点，若疼急伤重，外敷内服即可护心，不至火毒攻于心也。

补中益气汤

人参　黄芪　白术　当归　陈皮　升麻　柴胡　甘草

上等分，水煎服。

金疮方

凡斗殴受伤者，多取野菊花根捣汁加人尿、清酒饮之，则瘀血散去，忿气自消。如伤处紫黑肿痛者，即以药渣罨之。破而出血，撒止血方。用古冢内石灰和大黄炒得淡红色，研为细末，敷于刀斧伤处，即时止血，且不作肿，易于结痂，但不可入冷水及当风掀开。又花蕊石、毛蜡烛、金狗毛、石燕末、艾茸，皆可止血。又跌扑方用归尾酒洗，五钱，赤芍五钱，大生地切，五钱，川芎五钱，加龙骨煅，三钱，真虎骨酥炙，三钱，土虾蟆骨酥炙，三付，乳香去油，三钱，没药去油，三钱，丁香一钱五分，木香一钱五分，全蝎三钱，螳螂七个，酒浸焙，僵蚕炒，三钱，红蚯蚓酒洗焙，五钱，麝香一钱，土鳖虫酒浸焙，五钱，血竭三钱，番木鳖三钱，童便浸焙存性，尿桶内有多年结成白碱砖醋煅七次，一两，共制，研极细末。如伤重甚加白糖、白蜡，瘀血加大黄、芒硝，骨断加自然铜、红铜屑，气喘加雄黄、半夏，魂魄飞扬加人参、朱砂、琥珀、醇酒和童便，调此药醉饮。凡有力之家，宜修合收贮，遇患送人，其功诚不小也。尤忌饮冷水以及稀粥，只食干饭。

赛金疮铁线散

松香一斤　鸡骨炭坚硬有声者，一斤　韭菜汁

松香用葱汁煮干，用炭研末，以韭菜汁拌匀，做成饼子阴干，研末收贮。凡遇刀砍斧斫之伤，掺上即能止血、止疼、生肌，完口胜于金疮。铁线散之简便也。

补　遗

救疯犬咬伤

凡犬舌出不收，涎不止，垂尾拖地，不吠而咬人者，即是疯犬。被其咬者，头上有红发一茎，痛入骨髓，腹内如虫啮，后生小犬杀人。即于受咬时拔去红发，砭去恶血，人尿洗之。

疯犬伤人方如咬伤三日内即用此方，可保不死

煅龙骨二钱　煅虎骨二钱　大风肉去油，二钱　大黄三钱班猫①七个，去翅足，用糯米同浸一夜炒干，去米不用此米，倒沟

---

①　班猫：即"斑蝥"。

中，以土盖之　马钱子用小麦炒成炭，二钱　牵牛一钱五分　麝香半分

上为细末，面糊为丸，如梧桐子大，每服一钱，空心黄酒送下。后等小便痛时，用盆接之，从小便内有小狗出，即毒出也。再服更妙，如肚痛小便不通，再加水飞滑石七钱，白水调服，且终身勿食犬肉。

治不拘蛇咬方

蜈蚣一条，去头足　连翘一钱　甘草五分　僵蚕一钱　白芷一钱　木瓜五分　蝉蜕七个　银花二①钱　归尾一钱　赤芍一钱

河水、陈酒各一碗，和煎饮之。将药渣敷患处。

又　方

用苎麻四两煎水洗澡，遍身洗透，以皂角数条，炭火上烧透，拈入黄罐内，以妇人坐凳上，以夏布裙捻起四角闷罐口，待熄取出研末。洗澡之后，每服三钱，被盖出汗。

治土虺蛇咬方

急拔去头心红发一根，用何首乌捣汁冲酒服，渣敷咬处，其疼立止。

---

① 二：资善堂本作"三"。

校注后记

《喉科枍指》，又名《图注喉科指掌》，是清代中期江浙喉科临证专著。

一、作者简介与刊刻年代考

《喉科枍指》系清代嘉庆年间喉科名医包永泰著。《江苏历代医人志》载："（包永泰）世业喉科，至永泰已历五世，于喉症吹饮制药及经验方之应用，莫不得心应手，学者多所采用。"《清史稿》与《扬州府志》皆未记载包氏生平事迹。近代书商孙殿起《贩书偶记》载："四卷，邗东包永泰撰，嘉庆二十年精刊。"校注者通过查阅《中国中医古籍总目》《中医大辞典·试用本·医史文献分册》《中国医籍通考》第四卷《中国医籍提要》（下）《中国古今工具书大辞典》《中国古医籍书目提要》所著录的《喉科枍指》或《图注喉科指掌》条目，认为《喉科枍指》之清嘉庆二十年乙亥（1815）刻本为其初刊本。

二、版本源流

现搜集到《喉科枍指》版本主要有嘉庆本、文英堂本、资善堂本、大文堂本。均为四卷，并附集验良方。其中嘉庆本、文英堂本与大文堂本，三者图基本一致，文字有些差异；资善堂本较之前三本，已重新绘图，文字与嘉庆刻本有些差异。

通过对各本的内容与版式进行比对分析，认为嘉庆本之后诸本基本上与嘉庆本一脉相承。具体如下：

1. 嘉庆本——文英堂本——大文堂本。均有"真、玄"末笔缺笔避讳。版式除大文堂本版框略小外，三本皆每半叶9行，每行22字，上下左右单栏，无鱼尾，版心仅有卷数与页码。文字与图分别进行比较，发现图基本一致，文字有些差异。

2. 资善堂本。版式小于前三部，有单黑鱼尾。此本较之前三部已重新绘图，但大同小异；文字与嘉庆本有些差异，最明显处是无"真、玄"缺笔避讳。

《喉科杓指》是以《喉科指掌》为基础进行了增补与发挥：《喉科杓指》在《喉科指掌》的基础上增补总论两篇；增补妇人胎前喉症、梅毒与轻粉毒喉症用药治法；增补喉风病证四种（弄舌喉风、息肉喉风、哑瘴喉风、骨槽风）、大舌病证三种（舌衄、舌上龟纹、舌疳）、杂喉病证六种（喉疬、开花疔、回食丹、气子、痰胞、烟筒伤喉）；新增牙齿一门；在"咽喉吹饮应用诸方"中增补歌诀与方药（神仙枣、红狮丹、白狮丹、绿狮丹、黑狮丹、青狮丹等）；卷末附有治疗破伤风、烫伤等病证的集验方七首。

三、学术思想简介

《喉科杓指》对喉科病因、发病及辨病与辨证治疗已初具矩镬，可谓是一部咽喉科及牙齿疾病辨证施治的经验集。其学术思想与辨证用药特点渐次于下：

1. 首重病因与发病因素

病因与发病因素，可概括为风、寒、火、湿、毒、虚（牙齿门为风、火、虫、虚）。具体可分为外因（外感风、寒、火、湿、疫毒等邪气）、内因（内伤怒气，如"开花疗"，或郁气生，如"梅核风""气子"）、不内外因（食味辛热过多、药误或嗜酒成癖，酿成肺脾积热，或过度劳碌，损及肝肾，肝火上炎与肾水不足相互影响致咽喉不利等）。

清代喉科医家认识到了疫毒为病，是对传统"六淫"学说的超越。《喉科杓指》中"烂痧喉"即西医学所指"猩红热"，整体疏解与局部清泄相结合，富有中医喉科治疗特色。

2. 强调脏窍结合、脉证相符

《喉科杓指》一脉相承《内经》的基础理论，运用阴阳、气血、脏腑、经络理论，将整体把握与局部表象统一起来。开篇之首"咽喉大纲论"即云："红肿外现者，阳也……如舌色黄黑，饮食阻碍，吞吐不利，疼痛难忍，不见红肿者，阴也……大凡初起之症，诊右寸洪紧者，肺风也；两关浮数者，胃火肝风也；左寸浮洪者，心火也；右寸沉迟者，肺伏寒也；沉数者，伏热也；右尺洪大者，三焦火旺也；左尺洪而有力者，肾实火也。此数部脉者，乃大略也。可总用清咽汤治之。若凶险等症，须诊其脉、相其形，再详其受病之源，细诘其所起之端，而用药对病自然速愈矣。故凡治咽喉之症，其要在于脉与形名耳。"

3. 辨证与辨病相结合，不可一概拘于喉科

《喉科枢指》的特色之一在于重视辨证（主体）与辨病相结合，辨病在辨证之先。包氏特别指出妇人胎前、经闭及杨梅疮（梅毒）与轻粉毒所致咽喉病证，必须治疗原发病，咽喉病证乃得愈。

4. 喉症初起以宣散、疏解为基本大法

喉科诸病证，无外乎风、寒、火、湿、毒、虚为病，但喉症初起，总以"风邪热毒，蕴积于内，传在经络，结于三焦，气凝血滞，不得舒畅，故令咽喉诸症种种而发"（《重楼玉钥·喉科总论》）为内在起病机制，故《喉科枢指》主张喉症初起应以宣散、疏解为基本大法，治以清咽汤为主方。

5. 慎用苦寒，内服与吹药等多管齐下

包氏于八纲辨证中，特别强调真火与浮火的辨别。对于阴虚水亏与阴虚格阳之假火，总以滋阴与引火归元为妙；即使风痰郁滞成火毒者，亦应慎用苦寒直折，可在针法疏导的同时，以甘寒润之。

基于喉症局部表象与整体病机的复杂性，"浮火易平，结痰难化，郁毒难消"，包氏还主张内服和吹药等多管齐下。内服起调畅整体气机与调和气血、阴阳的作用。吹药在提高局部药效及孕妇不欲内服药时意义重大。针刺放

血，适于热毒者，非用针法开导经络，以助药力，难期速效。

6. 注重药物用法

咽喉科不同于内科，尤重局部吹药、噙药与塞鼻药的用法及内服汤药的煎服法。如清咽汤，煎数滚即可，久煎即消宣散之功；亦不可大口一气吃完，应徐徐漱咽，以冀整体与局部结合之功。

除以上几点外，《喉科杓指》尚有两点特色：

一是广收博采效方。本书采集了《外科正宗》与《医方集解》的经验方，结合家传五世的秘方（神仙枣、红狮丹、白狮丹、绿狮丹、黑狮丹、青狮丹、佛宝丹、急喉丹、上清丸、冰柏丸、硼砂丸等），凸显了对喉科的临证指导作用。

二是图文并茂，辅以歌诀。全书共载咽、喉、舌诸症八十六种，一症一图，辅以歌诀，形象易晓、简明实用。

总 书 目

I

诊　　法

针灸推拿

本　草

方　书

卫生编

袖珍方

仁术便览

古方汇精

圣济总录

众妙仙方

李氏医鉴

医方丛话

医方约说

医方便览

乾坤生意

悬袖便方

救急易方

程氏释方

集古良方

摄生总论

辨症良方

活人心法（朱权）

卫生家宝方

寿世简便集

医方大成论

医方考绳愆

鸡峰普济方

饲鹤亭集方

临症经验方

思济堂方书

济世碎金方

揣摩有得集

亟斋急应奇方

乾坤生意秘韫

简易普济良方

内外验方秘传

名方类证医书大全

新编南北经验医方大成

临证综合

医级

医悟

丹台玉案

玉机辨症

古今医诗

本草权度

弄丸心法

医林绳墨

医学碎金

医学粹精

医宗备要

医宗宝镜

医宗撮精

医经小学

医垒元戎

医家四要

证治要义

松厓医径

扁鹊心书

素仙简要

慎斋遗书

折肱漫录

丹溪心法附余

叶氏女科证治

妇科秘兰全书

宋氏女科撮要

茅氏女科秘方

节斋公胎产医案

秘传内府经验女科

儿　科

婴儿论

幼科折衷

幼科指归

全幼心鉴

保婴全方

保婴撮要

活幼口议

活幼心书

小儿病源方论

幼科医学指南

痘疹活幼心法

新刻幼科百效全书

补要袖珍小儿方论

儿科推拿摘要辨症指南

外　科

大河外科

外科真诠

枕藏外科

外科明隐集

外科集验方

外证医案汇编

外科百效全书

外科活人定本

外科秘授著要

疮疡经验全书

外科心法真验指掌

片石居疡科治法辑要

伤　科

伤科方书

接骨全书

跌打大全

全身骨图考正

眼　科

目经大成

目科捷径

眼科启明

眼科要旨

眼科阐微

眼科集成

眼科纂要

银海指南

明目神验方

银海精微补

医理折衷目科

证治准绳眼科

鸿飞集论眼科

眼科开光易简秘本

眼科正宗原机启微